TASTE DIET

減肥，
從味覺開始！

韓國最新流行味覺矯正瘦身法
讓你吃的健康不復胖

朴敏洙 著 邱曼瑄 譯

CONTENTS　目錄

CHAPTER 1　味覺的反撲

- 9　為什麼大部分的減肥都會失敗？
- 16　味覺中毒從三歲就開始養成
- 22　韓國是世界級的味覺中毒國家
- 29　味覺中毒與吸毒成癮無異
- 35　肥胖的根源就是味覺中毒
- 38　味覺中毒導致糖尿病
- 42　味覺中毒使偏食成為習慣
- 46　味覺中毒者無法細嚼慢嚥
- 52　味覺中毒導致高血糖與低血糖現象不斷反覆發生

CHAPTER 2　克服味覺依賴之訓練

- 59　味覺訓練
- 62　喜愛並享受飢餓
- 69　斷食一日　並不如想像中困難
- 77　將腦海中錯誤的味覺記憶去除
- 80　換一個飯碗　並減少小菜的碟數
- 84　像動過手術一樣有成效的胃口縮減法
- 91　五日訓練　去除美食沉溺
- 94　15 分鐘內完食的習慣採取大變革
- 100　逆向操作進食順序　並擴散夾菜範圍
- 108　雙重賀爾蒙訓練

CHAPTER 3　味覺戒斷作用之應對訓練

- 115　何謂味覺戒斷作用之應對
- 118　彷彿戀愛時的欲擒故縱　讓味覺由我主導
- 124　別錯把飢餓與口渴混淆了
- 130　只要撐過 3 分鐘　味覺衝動就會減少一半以上
- 134　允許一週中有一餐可以盡情享食
- 138　聰明地選擇「Slow-food」並「Slow-eating」
- 144　提升胰島素的敏銳度

CHAPTER 4　維持味覺均衡之訓練

- 151　在滿足中品味心滿意足
- 158　你擁有值得被人稱讚的充分資格
- 163　若主張明確　味覺也是可以獲得自信
- 170　點明你的擔憂　味覺也能變得溫順
- 176　將容易讓味覺中毒惡化的過勞　防範於未然
- 183　血清素就像減肥藥一樣強烈
- 193　放慢生活步調　口味也能趨緩
- 197　將正向慣性移植到自己的身體裡
- 207　別人給的食物都是多餘的
- 212　每週一次的一天一餐　徹底掌握味覺主控權

PREFACE 作者序

作者**序**

現今我們的身體處在極度的危險中,肌肉和骨骼越來越弱,脂肪卻越來越肥大,這樣下去就會逐漸變成頭大、四肢細長、肚子凸出的外星人體型。如果不假思索地繼續放任自己的身體,便會陷入疾病與早逝的泥淖中。

其中,無節制的沉溺美食和過剩的卡路里正盤踞著我們的生活。而充滿壓力的社會,很自然地展開了成癮的溫床。為了暫時遺忘漸增的煩惱及憂慮,對事物成癮的人們也不斷增加。舉凡對食物、菸、酒、網路、手機、賭博、遊戲、購物、電視等,數不清的成癮現象早已在生活周遭氾濫不堪。

特別是大多數韓國人最容易陷入的癮就是「食物成癮」。食物成癮是將「習慣性的貪食」放在「為了生存所需的進食」的界線之內,就連當事人也很難意識到其嚴重性,甚至反而堅決地認為自己才是那個沒有淪陷並過著健全生活的人。

食物成癮與食慾之所以越來越強，是因為味覺中了許多問題食品的圈套，而人們對食物的態度又取決於味覺，導致成癮現象越發嚴重。毒癮般的味覺，甚至會使大腦迴路產生變化，於是產生「如同人生應有的喜怒哀樂，味覺也需要各種刺激才有意義」的想法。就像這樣造成肥胖的根源──扭曲的味覺，徹底地融入了生活，即陷入「味覺中毒」之中。

既然如此，脫離味覺中毒是那麼困難的課題？

請先試著想像一片野生的草原，野生的獅子是不會陷入肥胖的。花豹、獅子或老虎，為了生存會維持最佳的體能，全身上下處於緊繃的狀態，並將渾身肌肉維持在最好的狀態，如此一來牠們才能狩獵成功並生存下來。雖然牠們有天生的本能，但牠們從兒時開始便透過練習和遊戲不斷地培養後天的狩獵能力。

PREFACE 作者序

　　但是這樣的一頭獅子被關在動物園裡,不但肚子上的肥肉會垂下,行動也會變得緩慢,甚至得憂鬱症。讓牠待在一個即使不行動也會在每段時間規律餵食以及各種壓力交加的環境下,也會逐漸失去精神體力。

　　就遺傳基因而言,與人類相似度最高的黑猩猩,在覓食上攝取的肉食類食物—如昆蟲或其他動物等等,也僅限於總食量的15%以下。而大部分攝取的食物都以植物的葉子和果實為主,最喜歡的食物則是剛摘下的水果。因為給予野生的黑猩猩食用超量的動物性食物,會引起消化道及腸胃不適的問題。研究人員將野生黑猩猩的臟器與動物園裡的黑猩猩做比較,野生黑猩猩的更加乾淨且維持更好的生理機能,那是因為牠們先天就對食物攝取具有節制力,加上後天持續控管適當營養素的攝取。

　　長壽的老人們,在熱量的攝取上較少,但在樣式上喜歡如大餐般豐盛的菜餚,因為他們愛吃各種蔬菜、穀類和水

果，這就是不但能獲得飽足感而且又不會變胖的黑猩猩式飲食法。相較於現代人高熱量的飲食習慣，從攝取過量的肉食和脂肪可以看出明確的差異。

健康的野生特質，是來自於超然的飲食習慣以及忍受飢餓的能力。卡路里過剩的人們，需要學習並熟悉牠們的「飢餓能力」。

近年不斷有研究報告顯示，愈是縮小進食的量，愈能延緩老化的速度，並維持清潔的腸胃機能。從限制哺乳類動物攝取熱量的實驗中，確認有 **40**％以上的壽命獲得延長，日本大規模的史學研究指出，長壽的老人有跟一般人相差懸殊的低熱量飲食偏好。

我相信本書能成為喚醒各位潛藏於身體深處的健康性以及對抗肥胖的最強武器。還有讓各位了解到，這場仗的起點就是「恢復健康的味覺」。若您準備好實踐的意志力，便能體會到本書至高無上的價值。

CHAPTER 1

味覺
的反撲

01　為什麼**大部分的減肥**都會**失敗**？

「醫師，減肥真是難死了！」她眼眶泛淚，搥胸頓足的嘆息著，並透露出焦急的目光。26 歲的金藝嬪小姐，身高 162 公分，體重 59 公斤。若單看她的身高體重，也許很難理解，她為什麼要為了減重而承受這麼大的壓力。

但如果你聽到她一個月前的體重是 47 公斤，而六個月前的體重是 68 公斤，那麼事情就不一樣了。體重計像盪鞦韆一樣的大幅度擺盪，每次量測都交雜著欣喜和絕望。即便體重維持良好的時期，生活也過得挺正常，一碰到了壓力而導致暴食，一個禮拜體重就能增加 2～3 公斤，而她的生活也會因為恐懼和不安變得岌岌可危，不想出門去上班，腦袋裡也充滿著「我為什麼會這樣？」等自我責怪的念頭，甚至可能產生自殺的衝動。

CHAPTER 1　味覺的反撲

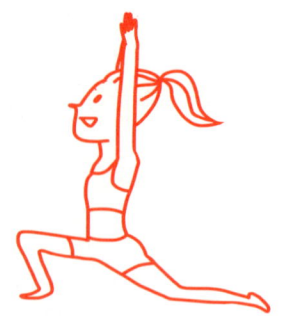

　　今天我的診療室裡也排排站了好幾位夢想成功減重的挑戰者。人們挑戰減重，成功了便歡欣鼓舞，失敗了就垂頭喪氣，而陷入溜溜球現象的則絕望透頂。他們的周圍充斥著數不清的減重資訊、產品、書籍、工具等，如雪片般飛舞著。

　　究竟為什麼即使勒著脖子也無法減肥成功的減肥者會這麼多？理由很簡單，因為他們不了解減重的本質，以及在尚未準備好的情形下毫無對策地就開始挑戰減重的緣故。

　　如果你是一位認真減重過的人，那麼一定很清楚減重並不是單純的只需靠運動或開菜單就能解決的簡單小遊戲。人的體重足以令人驚詫它的善變和波動性，只要有幾天吃太多，或是生活作息一亂，眨眼間體重計上增加 1～2 公斤也

不是什麼令人訝異的事。雖然，在一定範圍內活動的規律性以及對於外界刺激不為所動的穩定性是維持體重的必須條件，但是在這個充滿各式各樣變數和壓力的現代社會裡的確不是一件容易的事情。

現代人的生活只要有一點點的鬆懈，就很容易像水一樣從高處流向低處，流向肥胖的一端。所謂的低處，即是抵抗力小、符合快樂本能的「變胖的環境」。因此，減肥這種行為就必須付出如同讓水逆流而上的巨大努力，而且需要強力和持續力才足以在日常生活中不斷激起強烈動能的漣漪。

問題是，像水一樣自然流向低處的肥胖特質已經和人們的生活密不可分了。再度提醒各位，這樣的生活態度與生活習慣就像水泥般堅固，即便有什麼樣的刺激也無法輕易使其倒塌。

既不會輕易地回復，又幾乎不可能永久守住努力得來的變化，就是「年輕時的體重」。即便如此，人們還是無法停止減重，反而有更多的人逐漸捲入減重的大浪之中。

肥胖已經盤據人類疾病之首的位置，對於現代人來說，苗條健康的體型是健康醫學領域和美容領域無法棄之不顧的核心價值。隨著食慾和安樂感越強，人們追求減重的熱切和執著也就越強，因此各式減重的資訊和新技術便接踵而至。

CHAPTER 1　味覺的反撲

失敗的減重大致上可分為兩類，瘦不下來以及瘦下來又復胖的。前者為減量失敗，後者則是溜溜球現象。以前減量失敗的人沒有那麼多，下定決心要減重，減掉 3～4 公斤還綽綽有餘的大有人在，但後來減量失敗的人卻漸漸增加。雖然減重逐漸擴散成社會現象，使得還沒做好準備就一頭栽進飲食減量的人變多了，但其實最主要的理由是妨礙減重的誘惑實在增加太多了。

減一減就中途放棄的短暫減重行為，就像濫用抗生素，讓身體對減肥產生抗藥性，並蔓延到全身上下，導致溜溜球現象更加猖狂。環顧一下生活周遭，總是把減重列為每年例行公事的人從來沒少過。

韓國人民減重失敗的常見原因如下。

第一，減重的動力不足。只會把減肥掛在嘴邊，照樣過原本的日子，屬於典型的「表面上做給別人看」的減肥。這種人因為不是真心想要瘦身，所以對於減重的失敗也不會受到太大的傷害，這種減重心態成功率最低。

第二，用錯方法的減重者。稍微打聽減肥情報後就使用不當的方式來減重的人也很多，他們也會使用未經驗證的方法和產品，而且總是持續地被誘惑著。

第三，在不該減重的時期減重。減重的成功機率與壓力

指數呈反比，韓國人的高壓力指數，每天一點一滴的侵蝕著生活，阻礙了減重之路順利進行。

第四，目標訂得太高。太高的目標會使減重者在挑戰中耗盡心力，一旦將能量耗損殆盡，後續的復胖現象將會更強烈。

與減少食量的失敗風險來相比，有過之而無不及的就是復胖。若一再地經歷復胖，將使身體對減重產生類似抗藥性的阻抗性。而在減重的期間若找不到情緒的出口，只是持續壓抑味覺的慾望，一旦減重結束後，就會產生更強烈的味覺中毒傾向。

減重者總是活在瘦下來與復胖之間的緊張關係中。要說完全沒有一口氣成功瘦下來且不曾復胖的人也不為過。但如果經常復胖就會心力交瘁，逐漸變成難瘦易胖的體質，最後不得不放棄。

經常復胖的人會有一種微妙的共通點，那就是大多無法享受減重的樂趣。如果減重總是辛苦又難受，記憶中只會剩下什麼都不能吃的印象。而什麼都不能吃的印象會煽動潛意識，開啟暴食模式。

常常復胖的人是無法改變口味的人，必須將吃東西的樂趣轉移成減重的樂趣，如此一來才能駕馭那些刺激我們的食

CHAPTER 1　味覺的反撲

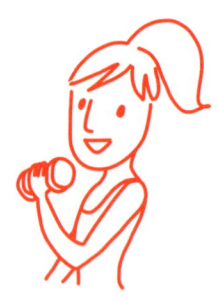

物。為了達到這個目標，必須對於「口味駕馭力」和「減少食量」抱持著一份寬容的心，但是大多數的減重者，並不具備改變口味的哲學和解決之道。

　　若無法透過減重的過程來改變自己的飲食習慣，復胖是必然的。除此之外還需要持續地活動身體，加上調節壓力的能力才有辦法維持身材。尤其是改變飲食習慣的關鍵在於改變口味，如果只依賴減肥菜單來減重的人，一旦回歸日常生活，就會發現以菜單為主來用餐是非常困難的事情，因而碰到瓶頸的機率也相當高。

　　減重過後要留下的不只是變纖細的腰。只要每週一次吃超量，立刻就會變回增胖的模式了。肚子上的肉是很敏銳

的，這個人究竟是在增胖，還是在變瘦，只要一摸就知道了。正在增胖的肚子較硬，摸起來可以感覺到阻力；相反的，正在變瘦的肚子，觸感較為鬆軟。

包覆於腹部內臟周圍的柔軟組織——內臟脂肪和皮下脂肪，會隨著體重變化，即使一日內也會交替改變身體內部的樣貌，而腹肉就是這麼的容易消掉，同時也很容易空虛的肥回來，因此所謂成功的減重，是伴隨減少腰圍的生活習慣才算完整。

所以在減重後，享受苗條身材的期間，究竟能夠延遲多久才會復胖以及是否徹底根除復胖的可能性，取決於減重過程中是否完美地除去肥胖的根源。

以我的經驗來看，只想消除看得見腹肉的人，再次復胖的機率高達 90％以上；而願意調整生活習慣的人，復胖的機率則在 30％左右。可以說改變肥胖生活方式的人，再次復胖的可能性幾乎是零。

既然如此，過去未曾領悟到肥胖根源的決定要素究竟是什麼？那就是「味覺」。味覺受到食物的牽制而中毒，進而失去自制力和分辨能力，即為肥胖和溜溜球現象，稱之為「味覺中毒」。如果不治療這項害人們失去飲食自律能力的味覺中毒，肥胖的治療終究無法勝利，所有減肥患者們只會陷入如車輪滾動不斷減少食量和復胖的無效輪迴裡。

CHAPTER 1　味覺的反撲

02 味覺中毒從三歲就開始養成

　　食物會刺激人類的視覺、味覺、嗅覺、聽覺、觸覺等所有的感官。咀嚼的口感、各式各樣的味道全都融合在一起征服我們的感官,再加上味道所帶來的成癮性和滿足感,幾乎沒有人能跳脫這些誘惑。何況食物就如同達爾文《進化論》中所提及的個體一樣,隨著食品業和文化潮流的興起也不斷地進化中。

　　既然如此,味覺究竟如何形成,以及經歷了什麼過程才導致人們對於特定的味道中毒?

　　味覺的核心在於舌頭。人類是透過舌頭來感知及詮釋味覺。舌頭上長了許多細微的突起,而這些突起上面具有「味覺接受器」的味蕾。舌頭前端感應甜味、左右兩側感知酸味、中間負責鹹味、以及舌根則能感覺到苦味。

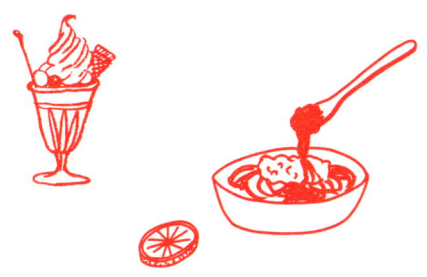

　負責感應各種味覺的微小細胞，存在於舌頭的各個部位。當食物進入口中，舌頭與牙齒會協力將食物磨碎成液狀，變成液狀的食物接觸到舌頭突起和味蕾所在的微小細胞後，再透過細微神經將味道傳達至大腦皮質裡的味覺中樞。

　味覺的形成則是歷經更精緻且複雜的過程。在咬下食物的那一刻，腦部便會將食物的種類與味道做連結，並記錄在腦海中。如果想要再次品嘗這個食物，儲藏在腦海中的資料就會被調出來，反覆縝密地學習和記憶。

　此時，就是味覺形成及決定的階段。當一種食物和其他食物組合在一起時，會形成複雜的味道、口感、形象等微妙的味覺。只要沒有將其推翻的壓倒性新體驗，味覺只會對於既有的進食體驗和食物固有的味道，產生無數個刺激而留下深刻的印象。

CHAPTER 1　味覺的反撲

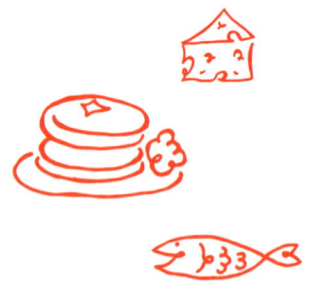

　　經由實際診斷，多少有一些對味覺感知有問題的味覺障礙患者。科學上明確定義的味覺障礙，情況嚴重者又稱為「味盲」，指的就是完全喪失味覺的狀態；而味覺沒有完全消失，但是比正常人少的狀態，稱為「味覺減退」；如果味覺比正常多的狀態，則稱為「味覺敏感」；如果感受到的味覺與正常人完全不同，例如將甜味感知為苦味，稱作「味覺異常」。

最常見的味覺喪失是伴隨嗅覺喪失所產生的，單一原因所造成的情況則相當罕見。藥劑的使用、糖尿病及甲狀腺機能低下症都有可能引發味覺障礙。至於疾病之中，惡性腫瘤、外傷、放射線治療、營養缺乏、薛格連氏症候群等也會引發味覺喪失的症狀。

以現代人的狀況來說，相較於這種疾病性質的味覺障礙，「機能性的味覺變化」更加嚴重。所謂機能性的味覺變化，是沒有特別的原因或疾病，純粹因為習慣性沉溺於某種特定口味，導致感知味覺的大腦迴路產生變化，而此類機能性的味覺變化是最嚴重且普遍的，我稱之為「味覺中毒」，是一個僅能感覺到特定的味道，吃其他食物時則無法獲得滿足的狀態。

味覺中毒是以特定味道刺激下視丘的食慾調節中樞，並促使其分泌快樂荷爾蒙——多巴胺。甜食會刺激副交感神經，讓身體持續分泌多巴胺，賦予愉悅感；肉類、起司、熬湯佐料（小魚乾、昆布等）、貝類湯底等富含的蛋白質——麩醯胺酸，被分解後產生的鮮味（甜鹹苦辣以外、一吃進口中便會令人驚嘆的鮮甜味，源自於日語中的「umami」一詞），會讓人過度攝取肉類，而此種狀況反覆發生就會使人對於特定的味道上癮、中毒。

CHAPTER 1　味覺的反撲

甜味中毒者的診斷法

☐ 只要一天不吃麵包、餅乾、三合一即溶咖啡，就無法集中精神且無法工作。

☐ 壓力大的時候，非得要吃巧克力、餅乾才能解除壓力。

☐ 就算吃的東西和以前常吃的甜食差不多，仍無法感到滿足。

☐ 會習慣性的去尋找甜食，或眼前有甜食，即使已經吃飽了，仍一定會吃掉它。

☐ 麵包、糕類（粿類）、麵食等，一旦開始吃，就會一口都不剩的吃到撐為止。

☐ 曾經受到身邊的人指責「吃太多甜食」，或經常自己躲起來偷吃且有罪惡感。

☐ 一直在減重，但總是很快復胖。

符合其中**三項以上者**，即可視為**甜味中毒者**。

味覺中毒的特徵，是對於特定味道的偏好極端化，有「味覺依賴」、「味覺戒斷」、「味覺麻痺」等徵兆。意即味覺中毒者對於特定的味道，擁有生理上、精神上的依賴及反覆攝取，如果超過一定時間不吃該食物的話，此人就會感到不快和情緒低落，而且那種情緒到達一定的標準之後，原本的口味就無法滿足他了，甚至會促使他去尋找更強烈的口味。

對韓國人來說，味覺中毒的現象既頑固又大範圍地發生著，要矯正根深蒂固的味覺中毒很困難，因為這是從幼年時期，也就是從小朋友最初試探食物口味時就形成，並長期刻印在腦中的緣故。

CHAPTER 1　味覺的反撲

03　**韓國**是世界級的 **味覺中毒**國家

　　韓國成人肥胖增加的速度是全世界最快的,但是比這更令人鬱悶的事實是,根據 2007 年總統諮詢「持續可能發展委員會」的報告結果指出,韓國兒童的肥胖比例已達 17.9%,超越了以往兒童肥胖率最普遍的國家——美國的 14 ~ 17%。

兒童肥胖,不正常的現象

全世界最肥胖的國家是?

- 美國(肥胖相關治療一年高達 150 兆韓元以上)
- 韓國 10 ~ 14 歲兒童肥胖罹患率 17.9%,高於美國的 14 ~ 17%

總統諮詢「持續可能發展委員會」(2007)

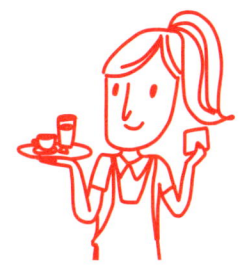

　　兒童肥胖有 **80**％的機率會朝向成人肥胖邁進，遲早會成為世界第一的肥胖國家，而且戴上這個不光榮的皇冠的機率會更加升高。

　　在肥胖率增加到足以令人惶恐的情形下，比任何致命傳染病還要快速散播的就是味覺中毒。再加上速食和即食品、食品添加物的三角攻勢，巧妙地改變了韓國人的味覺。

　　引起味覺中毒的味道刺激了舌上的味蕾，深刻的烙印在大腦邊緣系統。對於韓國人而言，誘發味覺中毒最具代表性的味道就是「甜味」、「鹹味」、「香味」。帶有甜、鹹、香味，容易使人中毒的食物稱為「成癮性食物」。大多數的成癮性食物雖然逐漸普遍化，但也可能只是個人的喜好選擇。

CHAPTER 1　味覺的反撲

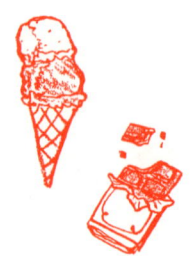

　　尤其最近擴散最快的味覺中毒因子就是甜味。韓國人最常誤解的其中一件事情就是以為吃太多肉所以才會變胖。但如果到醫院去訪問那些過胖的患者，真正因為吃太多肉而變胖的人其實非常少。肥胖者最大的問題，大多不是因為吃了香噴噴油膩膩的肉類，而是吃了讓血糖值飆升、既柔軟又雪白的碳水化合物。

　　甜食比高脂的食物更能產生即時且具刺激性的效果，因此中毒可能性相當的高。甜食除了造成心理上的刺激，同時也會造成「血糖震盪現象」，透過低血糖造成身體系統的刺激，使生理上的依賴也一併產生。

　　身體感受到甜味之後，過了一段時間會因胰島素的作用，使得升高的血糖恢復到正常值。對正常人來說毫不稀奇的過程，卻讓甜味中毒者的腦部無法承擔，反而身體會判斷成血液中的血糖不足並給予身體壓力，再度想吃甜食的強烈

渴望會帶來憂鬱、不安、坐立難安、手抖、心悸等心理及生理上的症狀，這時如果還不提供患者糖分就會發生我們常聽到的「戒斷現象」等嚴重的症狀。

甜味中毒者最常見的例子，就是對於添加砂糖、果糖或巧克力的咖啡成癮，或是對巧克力上癮，而此現象在年輕的女性上班族中最為普遍。如果在醫院看診過就不難見到一天之中可以喝四到五杯咖啡的年輕女性。

「醫師，咖啡的熱量不高，一天喝個一兩杯應該沒關係吧？」

其實咖啡的問題不是出在熱量高。跟其他的甜點類和即食品相比，咖啡的熱量不過就是幼幼班等級而已。真正可怕的是，咖啡是改變味覺的始作俑者，會醞釀甜味中毒。年輕女性減重失敗的常見原因之一，就是無法戒除喝咖啡的習慣。

咖啡是一種會強化甜味中毒，並促使人增加成癮性食物的總攝取量，使血液滲透壓升高，且將口渴的症狀誤認為飢餓，最後導致偷吃而成為習慣。至少在我所知的患者中，沒有一位女性在沒戒掉咖啡的情況下減重成功的。

若說甜味中毒是近日才浮上檯面的問題，那麼鹹味中毒則是一直以來都存在著的問題了。由於韓國人從以前就對

CHAPTER 1　味覺的反撲

於「醬類」和「湯鍋類」食物有所偏好，因此無法避免根深蒂固的鹹味中毒。

鹹味中毒對於健康的影響相當嚴重。相較於甜味中毒來說更加直接。造就韓國人最具代表性的疾病——高血壓，其中一項最主要原因就是血液中檢測出高濃度的鹽分所致。國際衛生組織 WHO 建議每日參考值是 5 克，而韓國人的每日攝取量則高達 13 克。這簡直是在血液中撒鹽，就算說對腦部、心臟、腎臟採取地毯式掃射攻擊也不為過。

根據愛荷華大學統合生理系 Kim Johnson 博士的研究小組指出，食用高含鹽量飼料的老鼠，一旦將其菜單中的鹽分減少，其活動量就會降低，並且顯得沒有力氣。由此可見，鹹味對於提神的效果是那麼的顯著，可想而知其戒斷作用會有多麼嚴重了。

辣味也會引起味覺中毒。辣味和一般的味覺比起來，我們將其歸類於痛覺的刺激，如果攝取過量的話，身體為了補償，透過嘴巴和舌頭所產生的痛覺就會分泌更多的多巴胺。由於多巴胺可以使身體產生暫時性的愉悅感，之後也會讓身體對於多巴胺的再分泌產生期待，進而成為心情鬱悶的時候找尋辣味食物的理由。

我們生活在容易發生味覺中毒的環境，加上有菸、酒、藥物、網路、購物等數不清的成癮來源，隨著各式成癮刺激

的增加，陷入味覺障礙的機率也隨之提高。

　　一般來說，引起中毒的刺激具備加成效果。具有中毒傾向的人，通常會過著多樣成癮刺激的生活。隨處可見對遊戲、網路、手機等媒體成癮的孩子們，以及對菸酒上癮、或不斷衝動購物的成人們，其實純粹只是沒有多餘的心思去偷吃零嘴，這算是一種惡性循環的延續。一種中毒傾向延續至另一種中毒機制，並讓人沉溺的變形現象，我稱之為「中毒大遊行」。

　　韓國人民味覺中毒的情況，大到社會無法忽視的程度。社群生活和人際關係造就了味覺中毒，由此可見它具有比其他中毒因子更難以戒除的特性。而韓國社會是以壓力型和社交型的味覺中毒為主。

　　壓力型的味覺中毒於近期急速成長，特徵是反覆的暴食和過度進食。極度嚴重的壓力會引發強烈的補償需求，而補償的類型必須具刺激性和快樂性，因此人們釋放壓力的方法會啟動中毒的機制。其中最普遍的就是「成癮性食物」了。壓力指數過高的韓國，同時也是相當嚴重的味覺中毒國家。另外，成癮性食物會使人在毫無戒心或罪惡感的情況下，不知不覺就吃進肚子裡了，若沒有特別的強制或阻礙，要過量是極有可能的。

CHAPTER 1　味覺的反撲

在韓國，威力特別猛烈的味覺中毒現象則是社交型味覺中毒。因為韓國社會重視人際關係的程度是有名的。在韓國甚至有一句話說道：「書讀不好不是問題，沒有人脈才是不可原諒的事情」血緣、地緣、學歷緣等，錯綜複雜的社會關係造就了無數的聚會。

而構築這些關係的樑柱就是食物。準備食物接待客人、宴席和聚餐、各種慶祝事宜、旅行和研討會等等，生活周遭讓人大吃的機會總是滿到溢出來，食物也非常非常多。這樣看來，有時難免會產生「人際關係的重心，根本就是食物而不是人吧？」的錯覺。

人際關係雖然非常密切，對話的技術卻相當不足。即便是久違後見面，也總是在追求新奇的事物。話是會說，但總是想看破那藏在檯面下的意圖。人際關係就是那麼活躍，而且以他人為中心，也因為空白與陌生，甚至有負擔的感覺，所以接下去就只是吃吃喝喝。如果在這時端上一杯酒會產生「我們是一體的」強烈連結感。這樣的人際關係與酒，以及成癮性食物的交融之下，味覺中毒必定會隨之而來。

04 味覺中毒 與**吸毒成癮**無異

　　我如果一直碎碎念地強調味覺矯正，就會不時出現有人這樣反駁：「吃自己愛吃的食物過日子又怎樣了？」「如果不能吃愛吃的東西，這樣活著又有什麼樂趣呢」，而且臉上充滿不悅。

　　就像能盡情的吃想吃的食物，世上真有如此平靜又幸福的人生嗎？這樣的幸福是有陷阱的，因為它無法被盡情滿足。這樣的狀態如果持續下去，身體和心靈都會耗損無力，而這就是味覺中毒最恐怖的地方。

　　味覺中毒不只是萬病的根源，甚至有可能成為沉迷菸酒、賭博、網路、遊戲等中毒的起始點，而我持續關注這個事實並深刻的瞭解其危險性。當然，味覺中毒也有輕症和重症之分，並非表示所有人一定都會有嚴重的後遺症。

CHAPTER 1　味覺的反撲

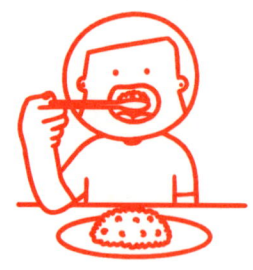

　　但是對特定的人來說，味覺中毒具有左右人生的重大影響力。最具代表性的例子就是高度肥胖的兒童，年幼時就陷入味覺中毒，心理上已經萎縮了，生理上也出現許多病況。味覺中毒對兒童更糟糕的原因是，隨著中毒特性的期間越長，依賴性和抗藥性就會變得越強。若從年幼時期就已陷入味覺中毒，其後遺症會更早發生，也會持續得更久。

　　人們究竟為何執著於成癮性食物？而且還無法輕易地脫離？那是因為成癮性食物就像毒品一樣，會對中毒者產生作用，以下是令人津津樂道的研究。

　　2004 年紐約 Brookhaven 國立研究所王博士研究小組，使用 PET 電腦斷層掃描，進行肥胖者與毒品成癮者的大腦賀爾蒙傳達機制比對。兩者的大腦影像完全一致使得紋狀體的多巴胺 D2 受體（Striatal Dopamine D2 Receptor）數字減少，顯示腦部對食物和藥物有強迫性成癮現象。

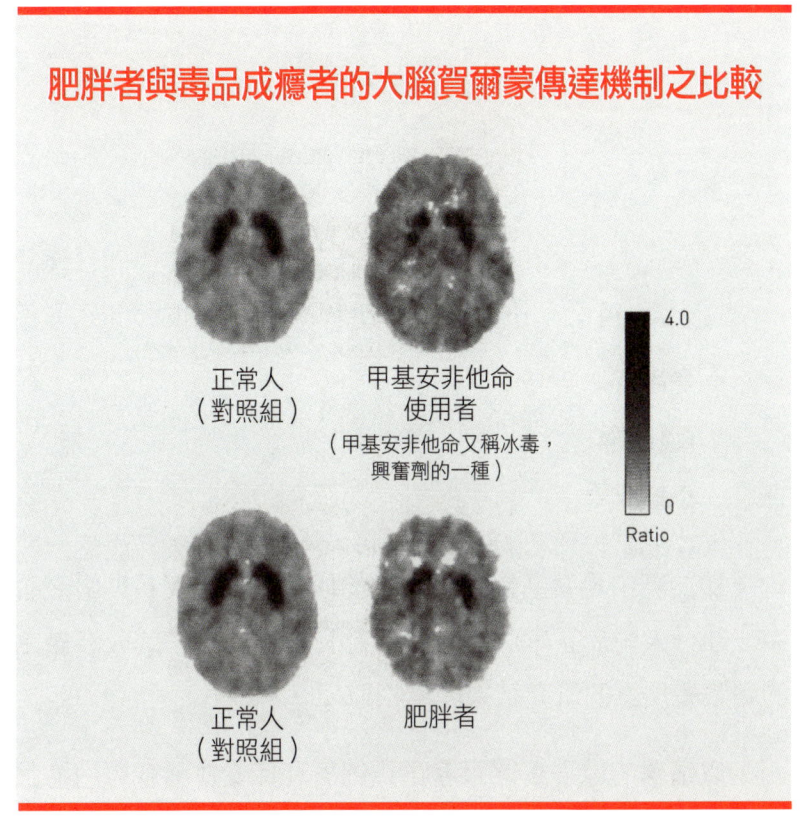

看完以上的研究結果，肥胖者的腦部補償迴路與毒癮者幾乎雷同。即使不是過度肥胖者，對於特定食物具有強烈依賴程度的人，他們的快感反應機制逐漸變得與毒癮者相似，也增加了依賴、戒斷、憂鬱症、攻擊性等各種身心障礙的發生機率。「糖中毒與毒癮的相似性」和「糖中毒者的情緒障礙之相關研究」也活躍地進行中。

CHAPTER 1　味覺的反撲

　　關於糖中毒者情緒上不安定的研究結果,與長期吸菸者中一部分人對於正常刺激變得無感只對於非正常或較為衝動的刺激有反應的研究結果非常相似。

　　以這樣的原理對照來看,毒癮者在接受注射或服用毒品時會渴望使用更強烈或更大量的毒品,而深陷成癮性食物的人們也會偏好選擇口味更重和更刺激性的食物,並且進入吃過量或暴食的模式,由此可見這樣的情形很難以個人意志來根除。

　　韓國人的味覺會有如此猛烈的中毒現象,和水深火熱又急遽過度膨脹的生活壓力有關,而壓力與味覺中毒是剪不斷理還亂的關係。

任何人受到壓力時，為了轉換心情腦部便會產生所謂的補償迴路，包含尼古丁的所有物質對於腦部補償迴路皆有積極補償或強化的作用，並誘發當事人不斷地重複此行為。從最基本的食慾、性行為到人為的刺激，例如尼古丁、酒精、古柯鹼等藥物，當人們暴露在這樣的刺激下時，會因為腦中分泌的多巴胺而感受到愉悅的快感。

當事人憂鬱和焦躁的心情，隨著腦部補償迴路作用好轉的時候，會產生非自願且無法遺忘的強烈學習效果，身體和心理會徹底刻劃這樣的學習經驗，無論再怎麼努力地想要遺忘都無法抹去這樣的記憶，更何況生活中不斷出現延續此現象的壓力，所以一旦中毒，要找尋跳脫的機會是困難的。此時只要出現與下列相同的理由，最容易啟動的工具就是「成癮性食物」。

第一，成癮性食物是相當合法的。任何人需要在一定程度的限制下才能感受到更大的快感，但是成癮性食物容許無極限的使用，相較於受限的快感，它能在腦中注入更有魅力的學習效果。透過食物的味覺中毒，為何會具有如此強大的波及力？因為即便達到味覺中毒的重症，如果沒有因此出現自卑感和肥胖的情況使生活產生不便，即使過度攝取超越身體所需的食物也不會產生罪惡感。所以說，成癮性食物與合法的毒藥沒有兩樣。

CHAPTER 1　味覺的反撲

　　第二，由於這是非常廣泛又普及的東西，取得相當容易。因此對許多人來說這具有相當大的影響力，再加上引起成癮現象的食物通常價格都不貴，購買上也不困難。

　　第三，在一定的期間內並不會對身體有害。如果像古柯鹼或冰毒，會在體內產生即時性的異常反應，人們就不會如此安心的中毒了。如果不是伴隨極度嚴重的暴食或長時間過度進食，食物幾乎不會對身體產生什麼壞處。如果在暴食或過度進食後產生嘔吐或腹痛的現象，那也屬於成癮性食物的間接危害，而這種行為往往引起遲來的後悔或產生罪惡感。

　　短期而無害是那麼平易近人，再加上合法又擁有且不輸給毒品的高成癮性物質，即為成癮性食物。在豐足的現代社會中，要阻擋如等比級數般擴散的成癮性食物，可以說是近乎不可能的事情。

　　如果無法駕馭環境的話，就必須要駕馭自我了。在世界上的混濁激浪中保全自我，完全是自己的任務。好在味覺中毒只要具備堅定的意志，加上有系統的訓練，肯定可以治癒。

05　**肥胖**的根源
　　　就是**味覺中毒**

關於肥胖根源的解釋，有很多種理論。以熱力學來說，肥胖是因為從食物中攝取的熱量，比基礎代謝加上活動代謝所能消耗的總熱量還要高而導致。

也就是說，想要長久維持體態的人，如果超過身體必須的體脂肪含量就算是個「錯誤」。想吃的慾望以不正常的模式增加，而活動量卻逐漸下降，維持體重的系統必然會產生錯誤。

特別是過量進食和暴食頻頻出現，就足以得知口味已經變成中毒的情況，而在此現象背後撐腰的便是不安定的心理和強烈的欲求不滿。有些人不需要做特別的努力，只要在適當的時候停止，並且在一些不易導致肥胖的食物上也能獲得滿足；相反的，有些人無論怎麼吃，都無法獲得飽足感，只追求具刺激性和高熱量的食物，因此每個人的味覺中毒程度就會有所區別。既然如此，為什麼人們還是不打算改變口味？

CHAPTER 1　味覺的反撲

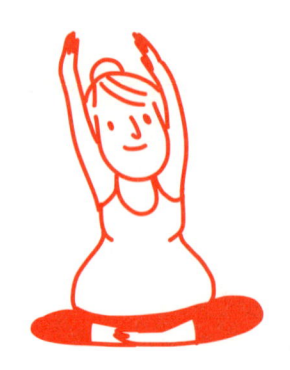

　　多數的人們會選擇容易走的路，勝過難走的路。對於味覺中毒者們來說，最困難的路就是「從遠離成癮性食物開始」，所以他們最常選擇的路就會導致如下列的最終結果。

　　1. 只打算透過運動來減肥。但因為沒有縮小胃口，所以十之八九都會失敗。我們有必要修正錯誤的認知，所有透過運動減肥而成功的人，同樣也都是飲食調整成功的人。

　　2. 偏好原形食物減重法。原形食物在平常時日減重是窒礙難行的，它是屬於非常態的減重法，一旦回到日常生活就會「重蹈復胖」。

3. 完全放棄減肥。若從短期和精神上看來，說不定這條路還比較明智。因為會使得身體和心理都能放鬆自在。但隨著時間拉得越長，肥胖就會逐漸啃噬身體和心靈。

促使味覺變化的過程才是需要極大集中心力和決斷力的「高難度之路」，不需要誰去多說些什麼，是味覺中毒者們打從心底立即能體會的。也就是因為這樣，他們總是想找尋容易的方法，或者乾脆一開始就放棄了。有句話說「知己知彼，百戰百勝」，擺脫味覺中毒的過程，必須開始實際掌握關於味覺中毒的一切。接下來就要聚焦探討各種味覺中毒造成肥胖的原理，分別有胰島素阻抗、習慣性偏食、狼吞虎嚥以及高低血糖震盪。

06 味覺中毒導致糖尿病

「醫師，我們孩子竟然這麼早就得糖尿病？」宥真的媽媽聲音中充滿了錯愕與不安。十歲的宥真，身高131公分，體重48公斤，屬於高度肥胖者。抽血檢查結果中，糖化血色素5.9%，胰島素濃度上升至118ng/dl。雖然是非典型的糖尿病，但只要持續幾年這樣的狀態，即使沒有轉變成糖尿病，孩子的糖尿指標也不會好到哪裡去。

宥真媽媽的父親因罹患糖尿病而導致腎臟衰竭，需要每天洗腎，因此她聽到宥真罹患糖尿病的可能性很高，似乎受到了不少衝擊，也因為自責沒有盡到管理孩子的肥胖責任，淚水奪眶而出。

味覺中毒最大也最明確的合併症就是肥胖。現在肥胖問題已經脫離爭議，被正式認定成一種疾病了。美國醫師協會（AMA）將眾多爭論棄之於後，並於2013年6月正式訂定肥胖為「必須接受治療的疾病」，從此世界上分布最廣也最難醫治的巨大疾病就此誕生。

肥胖最根本的問題點，在於它尚未開發出有效率且確實能抑制的治療處方。肥胖為萬病的根源，而扮演最核心角色的則是胰島素阻抗的機制。胰島素是為了接收能量來源──葡萄糖，而發出信號的賀爾蒙，但是當胰島素受體的功能降低，細胞們無法確實接收到信號，就會導致雖然血糖很高但實際上可用的能量卻處在不足的狀態，也就是所謂的胰島素阻抗性。

胰島素阻抗性（Insulin Resistance）指的是能降低血糖的胰島素機能，導致細胞無法有效燃燒葡萄糖。也就是說，過去可能只要出動 10 個單位的胰島素就能完成的任務，現在必須動員 20 個單位才能達到。而具有胰島素阻抗的人的腦部，認知到血液中的血糖處於過多狀態，因此發出訊號要求胰臟分泌更多胰島素，但是細胞卻無法好好吸收那些進入血管中的葡萄糖，而陷入能量匱乏的不協調狀態。如果不斷持續這樣的狀態，會導致胰臟機能漸漸喪失，最後落入無法分泌胰島素的境地。

至於小兒糖尿病的相關統計調查，過去大多以第一型糖尿病為主，皆為出生時就有胰島素不足的現象；而最近第二型糖尿病，則占了 1/3 ～ 1/2 的比例，出現的是胰島素不良或胰島素消耗殆盡等現象。

同樣的傾向也反映在造訪醫院的病人身上，除了成人

CHAPTER 1　味覺的反撲

以外，幼童在抽血檢查中也出現了高胰島素血症等各種症狀。過去被認為是成人病的高血壓、糖尿病、高血脂、脂肪肝等，不只是出現在一兩位小朋友身上，罹患的兒童人數也逐漸增加中。

而罹患胰島素阻抗性的主因，最明顯的指標就是腹部肥胖。與胰島素阻抗性相關性最高的早期因子就是腹部肥胖，也就是腰圍。男性腰圍若超過 35 吋（90 公分），女性腰圍超過 33 吋（85 公分），可以說就是進入了胰島素阻抗性的危險地帶了。

根據美國 15 年來觀察的結果，經常吃速食的人與不常吃的人相比，前者體重會增加 4.5 公斤，而且出現胰島素阻抗的機率增加兩倍以上。引起味覺中毒的代表食物──速食的甜味、鹹味、香味等，會使人們時常吃進比身體原本需要更多的食物。像這樣攝取過多食物，不僅會誘發胰島素阻抗，還有高血壓、糖尿病、高血脂症、脂肪肝等代謝疾病，甚至是血管炎、脊椎疾病，還有大腸癌、乳癌等基於食物依賴性而導致的癌症。

韓國的高胰島素血症（即胰島素阻抗性）的最主要根源，也就是味覺中毒中最普遍化的型態──碳水化合物中毒症。

胰島素阻抗性與味覺中毒的關係

- 高血脂症 / 脂肪肝
- 腦 / 心血管疾病
- 乳癌 / 子宮癌
- 胰島素阻抗性
- 高血壓 / 糖尿病
- 大腸癌 / 前列腺癌

- 過度進食
- 壓力
- 偏食
- 運動不足
- 暴食

CHAPTER 1　味覺的反撲

07　**味覺中毒**使**偏食**成為習慣

偏食指的是只吃刺激性和自己偏好的食物。時常可見因為不喜歡蔬菜口味或口感的孩子或女性，或每天菜單裡只有又鹹又辣食物的中年人。

所謂的餐食應該是能維持身體均衡的基礎，如果未均勻攝取各種營養素就會打壞身體的平衡。尤其偏食因為營養不均，身體中缺乏製造免疫細胞的構成要素，自體免疫功能便會急速低下。

常見味覺中毒者對特定食物出現執著的症狀，例如：「我對披薩的腦波超弱的」、「我只要看到白麵包就瘋掉了」、「我在五花肉面前就完了」；或者對於特定食物具有恐懼症的情況，例如：「我最討厭吃青菜」、「要我喝水不如要我的命吧」等等。只要一見到某些特定的食物就會失去理智般的過量進食，或是瞬間就沒胃口等等之類的錯誤進食型態，稱之為「執著性偏食」。

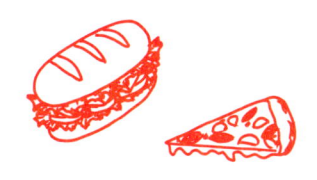

具有味覺中毒現象的一部分成人以及大多數的孩童會排斥某些特定的食物,也就是偏食。受排斥的食物比不上成癮性食物的味道,較難提供滿足感而使他們嫌惡,或者食用受排斥的食物超過一定的量就無法不吃成癮性食物,以上稱之為由「執著性偏食」進階為「排斥性偏食」。

　　大多數人排斥的代表性食物就是蔬菜和水,甚至到了「食物恐新症」的程度(即討厭新食物的幼兒期特性,這裡借喻對食物有強烈恐懼感的狀態),對於蔬菜的排斥感很嚴重。味覺中毒的人討厭蔬菜的理由並非只是因為健康的食物吃起來沒什麼味道,同時也是因為纖維質「需要咀嚼很久」,也就是說,他們需要迅速地嚐過味道後馬上吞下肚裡去滿足胃,但是纖維質食物如果吃太快,大部分人都會出現不適。

　　從卡路里熱力學的觀點來看,執著性偏食和排斥性偏食都會誘發肥胖或體重過輕的調節障礙。執著性偏食會造成肥

CHAPTER 1　味覺的反撲

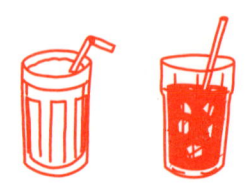

胖,而排斥性偏食則會造成體重過輕或營養缺乏的情況。但是執著性偏食和排斥性偏食大部分都不是單獨出現,而是一起出現的,有執著性偏食的人,大多也會出現排斥性偏食的傾向。而這樣的現象會從孩提時期就突顯出來,很愛吃肉,但青菜卻完全沾不到嘴邊。

醫院裡因肥胖而就醫的女性當中,最常見的味覺中毒就是對咖啡的執著性偏食以及對白開水的排斥性偏食。因為偏愛咖啡與排斥白開水的情況共存,所以治療味覺中毒可以說幾乎不可能也不為過。味覺中毒者們對於水和咖啡都有根深蒂固的兩項錯誤認知。「水和咖啡差不多」的理論,在其他情況也許會被視為一樣的東西,但其實都是商家自肥的說法,為的是引導大眾少喝水、多喝咖啡罷了。

第一,「水和咖啡不一樣」的情況,主要出現在排斥喝水的人的觀念中。如果問「為什麼咖啡喝那麼多,卻不願喝水?」,他們就會說「因為咖啡是我喜歡的飲品,但白開水就是另一種不好喝的飲品」。也就是因為水沒味道不好喝

所以才不喝。水無法用其他飲料替代，而且是健康攝取上不可或缺的核心要素，在此情況下我會建議「試著用喝咖啡的方法來喝水吧。」

第二，「水和咖啡相同」的情況，也就是以咖啡來取代白開水。現代人處於慢性脫水的狀態，而咖啡是含有微粒的水，基於滲透壓的原理會促使身體脫水的更加嚴重。即便如此還是有所謂喝了咖啡就不必再喝水的理論流傳著。

咖啡會導致身體脫水等各種健康問題，對於減肥也有負面的影響。身體感應到口渴與飢餓的中樞密不可分，脫水時血漿中的滲透壓接受器就會傳達「口渴了喝水吧」的訊息至大腦中。

可是問題在於口渴與飢餓的中樞是緊鄰的，而口渴的信號比飢餓的信號弱。原本朝著大腦中樞傳遞的口渴信號，會被飢餓的中樞阻擋下來而誤導為飢餓的訊息。如此一來就會讓人吃進更多的食物，而血液中的滲透壓就會變得更高，身體變得更渴，接著又去找尋白開水以外的其他食物吃，然後陷入惡性循環中。

由此可知，喝了一杯咖啡之後，務必要再喝一杯白開水來彌補身體不足的水分。對白開水扭曲認知的味覺中毒者而言，為了實行味覺淨化訓練而要求他們喝水是減重中最辛苦的一件事。

08 味覺中毒者無法細嚼慢嚥

　　在幫病人治療肥胖的時候，我會將著眼點放在訓練人們進食的速度。「吃太快」是味覺中毒的原因和結果，吃太快會使味覺中毒變得更嚴重，一旦受味覺中毒的症狀掌控就會吃得更加迅速。患有味覺中毒症的人們，對於把食物迅速吃進肚子裡會有更強烈的渴求，因為只要吃得越快就能塞進越多的量。要能得到立即的飽足感和心理上的滿足，沒有比快速進食更合適。攝取食物後要啟動飽足感的中樞至少需要 15 到 20 分鐘，而在這段時間內必須盡可能地將自己最愛吃的食物塞進肚子裡，才有可能獲得最大的滿足。

　　如此本末倒置的迅速進食是引發味覺中毒最重要的原因。吃太快絕對也會吃太多，沒有例外，然後對食物的執著也會變得更強。即便是吃一模一樣的成癮性食物，吃得快跟慢所引起的味覺中毒強度確實也會不同。中毒是透過無止境

的行為學習、認知與嘗試的循環關係不斷茁壯。也就是說，透過狼吞虎嚥加強對食物的渴望以及迅速滿足胃口的反覆練習，會加強對於成癮性食物的依賴和執著；相反地，如果細嚼慢嚥，中毒濃度就會較輕。吃的快就會使依賴程度加強，即使是相同的尼古丁，也會隨著「治療用的尼古丁貼片」和「使中毒加深的菸」而有所不同。但究竟差異在哪裡？不是別的，就是吸收的速度。由於尼古丁貼片的吸收速度緩慢，所以能當作治療劑使用，而菸裡面的尼古丁吸入體內不過 10 秒，就會將尼古丁傳送至大腦中進而引起中毒。

同樣地，大腦的貪食中樞也需要迅速進食才能使其滿足，不只是加深了味覺中毒，就連暴食的本能也會催化出來。**大腦至少需要 15 分鐘才能傳達到飽足感中樞，如果要感受到飽足的話，至少需要 15 分鐘的時間。但如果在感受到飽足之前就已經結束進食，就會覺得吃了跟沒吃一樣的空虛。迅速進食的人，由於體內管理瘦體素（一種能抑制脂肪的賀爾蒙）的飽足感中樞被剝奪滿足的機會，所以吃得很多，也總是處在飢餓和欲求不滿的狀態下，也就是說吃得越多反而覺得越餓，而想吃的慾望總是無法填滿。**

若依照身體保護原則來看，身體為了維持恆常性，快速進食之後，應該在下一次進食時變得緩慢才能保持平衡，但人們卻越吃越快。

CHAPTER 1　味覺的反撲

細嚼慢嚥

隨著速度的不同而產生不同的飽足感

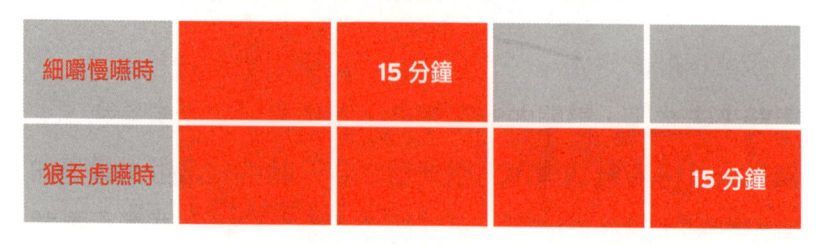

細嚼慢嚥時		15 分鐘		
狼吞虎嚥時				15 分鐘

如果用二分之一的速度慢慢進食來比較 15 分鐘內快速進食的人，吃的量甚至不到一半，卻會因為飽足感中樞開始運作的時間差而感受到差不多的飽足感。

吃太快的問題

隨著速度的不同而產生不同的飽足感

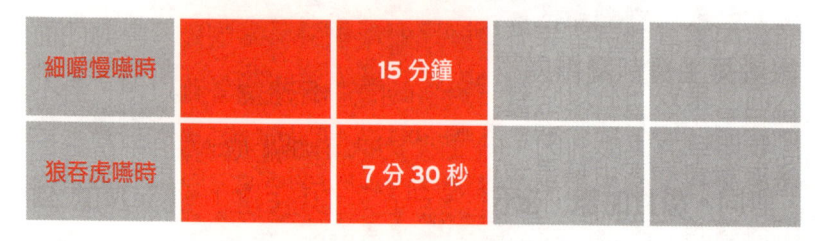

細嚼慢嚥時		15 分鐘		
狼吞虎嚥時		7 分 30 秒		

如果吃一樣的食物，慢慢吃可以在 15 分鐘內填滿，但是用 2 倍的速度快速進食只需要一半的時間，也就是 7 分 30 秒就能吃完所有的東西了，於是飽足感中樞無法被滿足，就會出現持續的欲求不滿，並強化味覺中毒的現象。

身為大企業部長的朴原植先生治療肥胖的方式非常簡單。他是很典型的「Ａ型性格」，根據妻子描述，每次只要乘坐老公開的車就會出現心悸和不安的情況。因為只要一出現有空的車道，基本上他一定會強行插進去，但如果有誰想要插到前面來就會與前車貼得非常近，近到快要出車禍的程度。如果前面的縫隙是允許其他駕駛插入的情況，他就會拼命的謾罵和充滿敵意。所以每次只要和孩子們一起乘車就會覺得相當羞愧。根據大女兒的說法，爸爸只要一握上方向盤就變了個人似的。

變成很急又好勝的個性，來自於他日常生活中如戰場般的生存競爭。即使時間相當充裕，但怕火車就這樣開走，所以一進到車站就瞬間轉為戰鬥力十足的模式。有一次看到車站螢幕顯示列車已抵達，他就急急忙忙地衝下階梯，還扭到腳，差點出大事。如果聽到上司說自己比其他部屬處理業務緩慢或不俐落，一整晚睡不著覺也是常有的事。

當他在健康檢查中一發現有高血壓與糖尿病並到醫院看診時，體脂肪率高達 45％，腰圍則足足有 40 吋。如果分析他的飲食習慣，其中特別明顯的就是「快速進食」，他在飲食的部分也將急躁本性發揮得淋漓盡致，以不到 5 分鐘的時間吃完飯出名，因為他總是最先吃完飯，然後為了配合一起吃飯緩慢的同行者而追加小菜或白飯，因此過量進食是很基本的。他有嚴重的疲勞、消化不良以及打鼾症狀，而且原

CHAPTER 1　味覺的反撲

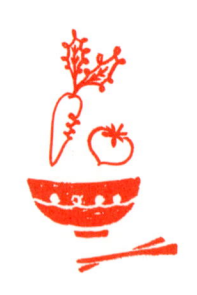

本就有嚴重的腹部肥胖，在 6 個月之內增加 10 公斤以上的體重，於是我開了一個處方——用筷子吃飯。（譯者註：韓國人一般吃飯都用湯匙、筷子只用來夾菜）

　　40 幾歲是貪食現象最強烈的時期。因為 40 歲也是人生最高峰且最複雜的狀態，以結果來看，肥胖人口和因肥胖而引發高血壓、糖尿病、高血脂症的併發機率以等比級數攀升中，只要追究這樣的問題究竟從何而來，就會找到解決各種成人疾病的開端。征服成人疾病最強力可靠的戰友就是「筷子」和「纖維質」。筷子和纖維質是日常生活中會使用到的工具以及能輕易購買的材料，所以相當具有魅力。**筷子的功能，在於它能很自然而然地降低進食速度，是避免人們迅速將食物往胃裡塞好工具。纖維質則是高血壓和高血脂症的強力防護膜，同時也能輕鬆誘導細嚼慢嚥的進食速度。**筷子和纖維質食物雙管齊下所產生的「穩穩地咀嚼」，究竟能為健康帶來什麼樣的效果？

慢慢吃的好處

養成慢慢吃的習慣有以下的優點。

第一，穩穩地、踏實的咀嚼，會讓身體自然分泌唾液。唾液是最棒的酵素，也是最強的免疫物質。口水中不僅含有強烈的免疫物質，甚至連「去除毒性的物質」也包含在其中。特別是包含「過氧化酶」的酵素，具有抗氧化的功能。為了將唾液增強免疫力的效果發揮到極致，仔細咀嚼非常重要。

第二，紮實地咀嚼能預防失智。因為腦部會受到刺激的關係。咀嚼運動會使腦神經作用並提升認知的機能，以及增加腦部的血流。也有研究報告指出，基於牙齒狀態不佳而減少咀嚼的老人們會增加罹患失智風險的機率。為了咀嚼，使用筷子和其他微小的運動，都能使腦部的運動皮質受到刺激。

第三，穩健的咀嚼能預防過量進食。如果相當仔細地咀嚼，下巴的肌肉神經會受到刺激，如此一來掌管食慾的部位就會發出信號使人感到飽足。再加上仔細地咀嚼，食物會緩緩地被吃進胃裡，而腦中的飽足中樞—瘦素接收器才能增加辨識食物的機會。在咀嚼的行為本身，就已經消耗了一些能量，因此也具備減重的效果！

CHAPTER 1　味覺的反撲

09　**味覺中毒**導致**高血糖**與**低血糖**現象不斷反覆發生

趙美珍小姐二度減重失敗，因此來到我們的醫院求診，進入診療室後，她的眼裡泛著淚光，最近復發的暴食症似乎又比之前更嚴重了。趙小姐密集減重的時期，在身邊默默陪伴的男友在前天一起外出用餐時說了這樣的話：「親愛的，你吃飯的樣子好像被餓鬼附身一樣欸，你今天白天有少吃一餐嗎？」

趙小姐嗚咽地哭了起來，雖然理智上知道男友是出自真心的擔憂才這麼說，但是心裡卻無法這麼認同。她大聲地斥責男友，使得餐廳裡的其他人全都回過頭來張望。交往一年來從未有過如此劇烈爭吵的兩人，在大吵一架之後，不但對於彼此吵架感到驚訝，也對於這個問題嚴重到要拉高分貝溝通而感到意外，當然這一幕也在尷尬的沉默中畫下句點。

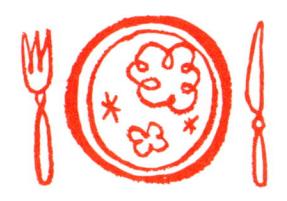

趙小姐和送自己回家的男友道別，轉身踏進家門後才忽然領悟到這個問題的嚴重性。其實趙小姐那天早餐和午餐都有好好的吃，由於晚上又和男友有晚餐約會，隱約擔心可能會吃太多，卻不知為何肚子似乎總有一種空虛感，會強制自己吃進超過需求量的食物。回頭仔細想想，最近吃完一餐後到下次用餐之前，正確來說應該是用餐過後約三四個小時，心臟就會大力的跳動並開始冒冷汗，精神也變得恍惚，而這樣的經驗不斷反覆地發生。如果要立刻打起精神來，就會毫無意識地開始塞一些水果或巧克力到肚子裡，接著才回過神來。雖然有時候會懷疑身體是不是有什麼毛病，但每次只要吃一兩個巧克力之後，那些症狀就會消失地無影無蹤。

CHAPTER 1　味覺的反撲

　　趙小姐去做了營養評鑑和血糖變動的相關檢測，得知因為嚴重的碳水化合物中毒而釀成血糖過度震盪的現象。而她無法壓抑的神經質及虛弱的無力感，就是來自低血糖時人體自律神經系統所發出的求救信號。

　　由此可見，味覺中毒是多麼巧妙地利用身體自發性的平衡機制對身體做一系列洗腦式的學習訓練，而血糖過度震盪正是最好的事例。

血糖震盪現象

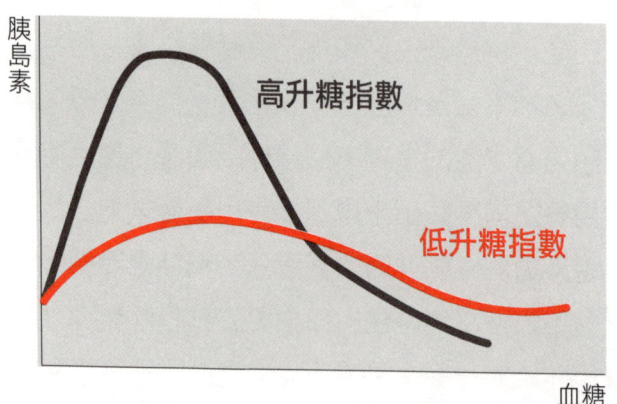

（縱軸：胰島素　橫軸：血糖）

高升糖指數

低升糖指數

若食用高升糖指數 (Hihg GI) 食物，會使身體分泌過多的胰島素，過一會之後，血糖就會降得比食用低升糖指數 (Low GI) 的食物還要更低。

自體恢復的彈性機制原本是人體最大的優點，而味覺中毒則利用了賀爾蒙複雜又微妙的回饋作用來擴張勢力，而此現象便稱為血糖震盪現象。

　　血糖過度震盪是甜味中毒最具代表性的身體反應機制。若食用升糖指數高的食物，或在短時間內過量攝取碳水化合物，就會促使胰島素賀爾蒙分泌過多，因此身體就會陷入暫時性的低血糖狀態，而低血糖會使注意力下降並引起不安感，而低血糖的身體就會再度發出渴求攝取碳水化合物的訊息，於是煽動暴食傾向。而血糖值在忽高忽低的來回擺盪中，不僅會加強身體對於碳水化合物的依賴性，同時也會增加身心的不安和壓力。由甜味中毒所引發的血糖震盪現象，最可怕的點在於喚起身體非常強烈的自覺反應。也就是說，因甜味中毒而攝取高升糖指數的食物，之後又因低血糖現象而引發身體及心靈上的戒斷作用，例如胸悶、鬱悶、呼吸困難或後頸僵硬，或發熱、心悸、頭部沉重感、暈眩、口乾舌燥、消化不良、盜汗等身體反應，以及憂鬱、空虛感、失去生活動力和興趣、後悔、不安、焦躁等心理症狀。如果發生了以上症狀，人們就會不知不覺地被強烈的不安感籠罩，而低血糖所引發的症狀，會使身體不自覺地強制自己必須攝取高升糖指數的食物，而每當一吃進這些食物時，戒斷反應就會立即消除，然後身體就會慢慢被高升糖指數的食物馴服了。

CHAPTER 1　味覺的反撲

攝取高升糖指數食物時，
隨著時間變化的胰島素分泌模式

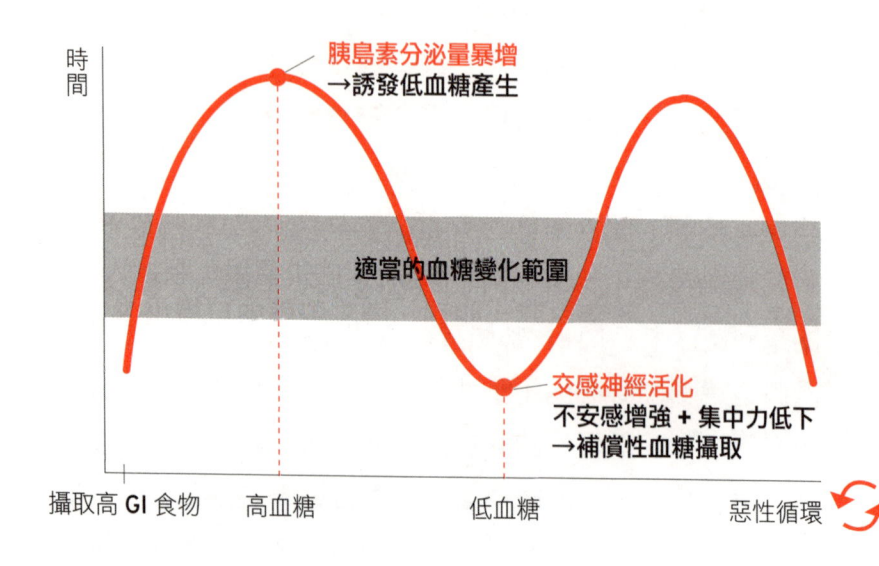

時間

胰島素分泌量暴增
→誘發低血糖產生

適當的血糖變化範圍

交感神經活化
不安感增強＋集中力低下
→補償性血糖攝取

攝取高 GI 食物　　高血糖　　　低血糖　　　　惡性循環

　　就像是一聽到鐘聲就會流口水的狗一樣（巴夫洛夫的反應制約），身體也會被高 GI 食物造成低血糖反應，進而對高 GI 食物產生依賴的「甜食制約反應」。

用餐後還會反覆出現食物成癮的戒斷症狀，雖然理由眾說紛紜，但也可以從攝取過量高 GI 食物的角度找到答案。而所謂的升糖指數（GI 值）指的是食物當中含有的碳水化合物，使血糖值上升速度的數值。例如食用 100 公克的葡萄糖，其血糖值的上升程度定義為 100 的話，再來比對食用其他 100 公克食物時讓血糖值上升的數字狀況。因此，即使吃具有相同飽足感的食物，也要留意選擇攝取升糖指數較低的食物。

CHAPTER 2

克服味覺依賴之訓練

01 **味覺**訓練

味覺中毒就像糖尿病和高血壓，不需要花費很多時間和努力來治療的疾病。如果下定決心努力，在短時間內就能矯正回來。若想改變被味覺中毒馴服的重口味，則需要非常戰略性且縝密的訓練。因為現代社會就是一個養成和擴散味覺中毒的環境，因此可怕的味覺中毒就必須依照以下方式，經由循序漸進的訓練一步一步的解決。

味覺中毒分為理論戰、行動戰、環境戰三個部分。味覺訓練的第一個鈕扣始於理論戰。從確切了解味覺的理論，使頭腦開竅後，便能有效地壓制無意識的貪食並強加駕馭。為了擁有正確的味覺，就必須為自己的身心構築紮實的理論基礎，才能有效去除味覺中毒巧妙的自我合理化。

第二點就是行動戰的實踐。由於味覺中毒會無止境的誘惑頭腦，因此必須先啟動身體去推翻中毒的傾向。必須告訴自己，「相較於吃的樂趣，得到正確的味覺和擁有瘦身的樂趣更棒」，並藉由實踐給自己看。

CHAPTER 2　克服味覺依賴之訓練

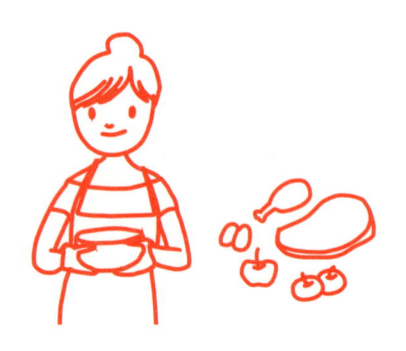

第三，自然而然地轉換到能使味覺均衡的環境。理論和實踐再怎麼撐腰，當事人所處的環境仍舊美食誘惑當道的話，十之八九會功虧一簣。回歸生活的本質，重新追求能自然地引導味覺走向均衡的環境才是最切實的做法。

為了克服味覺的依賴，則需要「脫離味覺依賴的認知和轉換」以及「順利抑制各種戒斷症狀的行動戰略」雙管齊下。在治療味覺中毒的過程當中，必須銘記在心的就是這兩大重點。一旦開始味覺中毒的治療，身體就會產生和過去相去甚遠的反應。但您絕對不需要擔憂，反倒是身體沒有產生任何變化，便可以視為失敗的治療也無妨。如果無法給身體帶來任何改變，那也就難以期待會產生什麼好的結果。

我們的身體搭載了各式的防禦裝置和維持恆定性的機制，雖然身體對於食物的執著是呈現中毒症狀，但這也是身

體為了保護自己的一種防禦機制。即使深知事實是必須改變這一切，身體還是會想固守一直以來的飲食習慣而啟動慣性的法則。

若要追究起來，這好像要破壞身體的邪惡要求，為了把臣服於成癮性美食的中毒味覺轉變為健康和正確的味覺，同時身體也會巧妙地抵抗著自己的努力或出現抗拒的念頭。

高血壓患者中，大多對於鹹味中毒，而高血壓的其中一項成因也是鹹味，因此醫生總會下「減少鹽分攝取」的處方。能夠輕易依照指示戒菸或落實運動的患者，很意外地對於低鹽飲食感到相當困難，甚至伴隨無力症狀和憂鬱症。鹹味是那麼深刻地刻畫在身心中，以至於清淡的食物一放入口中就會使出全身力量來妨礙。

至於糖尿病患者，則對於甜食有相當強烈的執著。一旦血糖降低就會發生暈眩症和伴隨手抖、呼吸障礙的現象，因此身邊總是要準備甜食並持續食用。只要產生一點點的暈眩感，就會趕快塞一些甜食到嘴巴裡，這樣下去要改善糖尿病是不可能的。

請記住，身體越是深陷於味覺中毒，反抗就會越大。因此對於自體的戒斷反應不需要感到驚訝或事先退縮，相反地，您只要為此拍手稱快並樂在其中即可。

CHAPTER 2　克服味覺依賴之訓練

02　喜愛並
享受飢餓

　　有部分的肥胖患者總是擔心自己會餓到，會想起過去因為無法忍受肚子餓的感覺而導致暴食或過量進食後才捶心肝、懊悔不已的記憶，結果就變成「只要有感覺到一點點餓就完蛋了」的不安全感，加上「平時都不能好好享受吃了覺得很幸福的食物，到底是在幹嘛？」的憂鬱情節會無止境地上演。許多吃減肥藥的人們常常問我的一個問題就是：「吃了減肥藥之後是不是會變憂鬱？」雖說也許減肥藥當中的特定成分會引起憂鬱的情緒，但其實大多數減肥時的憂鬱心情，通常是因為沒辦法盡情地吃喜歡的食物而產生被剝奪感。

　　若體驗過肚子餓所帶來的壓力，反而會加強味覺中毒的症狀。如果減肥過程中腦海裡不斷浮現「我現在到底在幹什麼」的想法，乾脆不要減肥還比較好。就算順利撐過了那種壓力，也沒有因此讓自己做出後悔的行為，可是一旦出現壓力，對於壓力的補償心理還是會使味覺中毒的傾向加深。因為慾望變得更強烈了，再加上韓國的味覺中毒者們，對於餓肚子的抗拒心理也相當強。不曉得是不是因為在這片小小

的國土上生存競爭太過激烈的關係？好像只要沒有好好吃飯就會沒有力量，如果沒有為獲勝儲備充足的能量，就會被視為準備不充分。再加上爆滿的競爭行事曆，讓那些努力想擺脫味覺中毒的人，對於矯正味覺顯得力不從心。因此在味覺矯正的過程中，對於必然會伴隨而來的飢餓感必須賦予相當肯定的認知，如果不改變想法，行動和習慣也無法改變。肚子餓在身心的正面影響上一直以來都是被忽視的。肚子餓和挑食是兩回事，但是人們根深蒂固的觀念卻是「因為健康管理不佳，所以才會餓」。由於餓肚子給人的負面成見實在太強，有時候我也會使用「有點餓餓的」表達方式。

明明飢餓和肚子餓是完全不同的兩回事，為什麼人們會覺得肚子餓是很不好的事情？因為他們沒有劃清肚子餓和飢餓的界線。人們認為如果要讓肚子餓餓的就必須要非常飢餓才行。「三餐要吃好吃滿才不會餓肚子」，也是對於餐食最基本的錯誤認知。覺得三餐都要「餓餓的」很困難的理由，在於一想到要吃得少就覺得不可能的無力感。大腦發出「我不要吃很少」的誘惑念頭也是常見的情況。

這時候狡猾的味覺衝動就會悄悄地伸出「All or Nothing（孤注一擲）」的戰略。既然無法吃的不太飽，那乾脆餓一兩餐吧，一旦要進食的時候就一次吃個過癮。但是這麼做的話，只會更加強味覺的衝動性，無法從根本去擺脫味覺中毒。

CHAPTER 2　克服味覺依賴之訓練

真正的飢餓，只是暫時性壓抑想吃的慾望，反而會造成味覺中毒的強化。如果壓抑了 10 分，就會再產生 20 分；如果壓抑了 20 分，就會再產生 40 分，因此飢餓是暴食最好的材料。而飢餓和斷食也是截然不同的概念，飢餓指的是被動和匱乏，而所謂的斷食是依照個人意志所做出的合理選擇，是主動和改善的性質。

韓國人習慣透過招待食物來表達對他人的關愛和好意。和他人一起分享食物才能累積感情，和自己在一起的人如果餓了就是自己招待不周全。

人們的關係是始於體貼他人的善意，而大部分的人都會一起吃些什麼，演變到後來，不知從何時起，食物不再是促進感情的配角，反倒成為主角了。再加上如果其他人勸食的時候，表達出面有難色就會被當作是沒有禮貌的人。

韓國存在著準備豐盛菜餚來招待人的「飲食溫情主義」。因此，外食的份量可以作為 1.5 人份，若想減重的人只能吃半份，而不需要減重的人只要吃到 70% 的份量即可。如果把端上來的食物全部吃得一乾二淨，那麼十之八九會變胖。

另外，味覺中毒者其中一個相當善良的固定觀念就是「不要剩菜剩飯或丟棄食物」，我反而會用「不要把剩菜剩飯丟進身體裡」這句話和上句對應。雖說丟棄食物看似對食物的褻瀆，可是如今吃進身體裡的不再是藥而成為毒，卻是無數人的

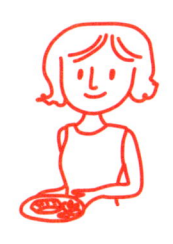

困擾。對糖尿病患者來說，吃甜食的損失比獲得的多太多。

沒有什麼像「不要剩飯菜」如此過時的觀念。因為現在社會中最大的敵人就是由肥胖所引發的身心疾病。如果從一開始就盛飯盛少一點不要緊，但如果餐桌上盛好的飯超過適當飯量（適合自身的一人份），對於那些多出來的食物絕對不能有惋惜或留戀之心，反而應該覺得那不是屬於我的東西，然後勇敢地丟掉。

只要進入身體內的食物超過身體所需，這些食物就會儲藏在所謂的「內臟脂肪」中，造成致命的內傷，然後再成為排泄物。如果不吃，這些食物大不了直接進了垃圾桶，沒必要在身體裡面繞一圈，還生成內臟脂肪，又引起胰島素阻抗性。治療因此引發的各種疾病要花上天文數字的金錢，為何不是國家級的浪費行為？

肥胖者應該要剩飯菜，而過輕者要攝取更多的食物。我們國家大多數肥胖者的首要功課就是勇敢捨棄「以自己身體為標準的一人份」以上的食物。因此，為了克服像這樣強烈

CHAPTER 2　克服味覺依賴之訓練

抵觸飢餓感的心理障礙,需要轉換成堅定和確實的信念。從去除腦海中與進食行為相關的錯誤認知開始吧!

引發味覺中毒的錯誤信念

- 剩飯菜的話會遭天譴
- 要分享食物才是最棒的
- 招待食物必須要非常豐盛
- 對於不吃的人也要積極勸食
- 要吃東西才會有力氣
- 身體不舒服的話要多吃
- 接受招待必須要吃很多才有禮貌
- 豐腴的體態才會給人好印象

　　肚子餓的感覺會使長期味覺中毒者的中毒傾向緩和下來,而且能啟動空腹的自覺,成為培養感激之心的時機。應該要從如果不吃會覺得不幸而過度膨脹進食樂趣的貪心鬼「Id(本我)」,以及只要吃得稍微少一些就覺得日常生活產生障礙並感到憂慮的「Ego(自我)」中逃脫。

　　為了和饑餓的感覺親密相處,我告訴醫院的肥胖患者一項治療時的必要條件,那就是「八分飽」,這是世界級長壽村

──日本沖繩老人們時常掛在嘴邊的話，意即「在你吃飽前就把筷子放下」，日本沖繩的人們一輩子都在實踐這個原則，同時也是一種健康觀念，可以說是超過 100 歲的養生秘訣。他們認為最重要的原則就是不要吃到飽，如果想要吃得不太飽，在身體發出飽足感訊號前就必須停止進食。如果等到身體已經發出飽足信號時代表已經是超量的狀態。

肚子餓十戒律

1. 肚子餓是空腹的證據
2. 肚子餓代表沒有把食物扔在身體裡
3. 肚子餓代表頭腦和胃腸正在縮小
4. 肚子餓表示現在正在變瘦
5. 肚子餓表示原本要去腸胃的血液正前往頭腦、心臟和肌肉
6. 肚子餓並不會傷害身體
7. 對於可以享受飢餓感而感到自豪
8. 肚子有多餓，身體就再生多少
9. 有多會忍耐肚子餓的感覺，就有多愛身體的證據
10. 肚子餓並不會持續太久

CHAPTER 2　克服味覺依賴之訓練

　　若實踐八分飽計畫,就可以獲得以下兩項優點。第一,防止身體被活性氧摧毀。活性氧會造成細胞損傷,並導致癌症或腦心血管系統的疾病。第二,防止肥胖或治療肥胖。如果減少體重,血糖、血壓和膽固醇就會跟著降低,並降低罹患腦中風和心臟病的機率。在吃飽之前,能增加放下湯匙的次數,就越能看到逐漸脫離味覺中毒的成效。

03 斷食一日
並不如想像中困難

　　斷食是肥胖的萬用治療法,只要能好好進行斷食訓練,就足以保障前往成功減重的康莊大道。許多人不遺餘力發掘新的斷食法,且心無旁騖的研究施行方式。

　　雖然我會幫減重者們開一日斷食的處方,但並不採用傳統的減重方法。一日斷食是為了提升對食物的駕馭能力並達到減少體重的基礎,是屬於味覺矯正方法的其中一個方法而已,我認為不該把它當作減重的主要方法。尤其就間歇性斷食法而言,依據每個人減重的意圖,既可以是藥也可以是毒,因此更應該加以留意。

　　最近一些老舊的傳統方法沒有人氣,而是一時之間突然爆紅的潮流減重法。但是大部分那些方法都只是一瞬間的流行,沒有辦法產生什麼特別的效果,反而只會引起各種副作用,然後就消失了。間歇性斷食如果同樣用錯方法也會像其他減重,可能導致減重失敗和引起反覆復胖。

　　至於間歇性斷食法之所以受歡迎的理由是什麼?

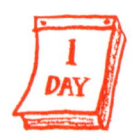

CHAPTER 2　克服味覺依賴之訓練

　　第一，因為「限制食物種類減肥法」的素材已經枯竭了。香蕉、地瓜、奇異果、蛋白質等各式各樣原型食物減肥法都已經被介紹了，雖然也有許多使用健康食品和酵素陸續出現，但卻沒有哪種策略是一針見血。第二，只要稍微碰到節省餐費的不景氣時期，那些方法就會沒落。如果減少用餐的次數，外食所花的費用就會明顯下降，算是協助個人經濟狀況的一種減肥法。第三，「空腹」的美學。現代人一直都吃太多，對於這樣的自我省察，斷食具有非常強的號召力以及哲學上的說服力。

　　既然如此，那為什麼要如此小心翼翼地使用間歇性減肥法？只要無法具備以下條件的人，在進行間歇性減肥法的時候，失敗的可能性較高。

　　第一，如果想要實踐間歇性斷食，必須具備抑制前述「血糖震盪現象」，駕馭甜食的能力。那些對甜味沒有駕馭力的人，會因進行間歇性斷食而導致低血糖狀態，進而對純糖產生爆發性的沉溺慾，反而會引發碳水化合物過量攝取的情形。

第二,必須成功啟動身體的基礎代謝調節系統。如果沒有透過持續的運動練就某種程度以上的肌肉量,可以推測這樣會使基礎代謝過低而引起體脂肪過度增加。一個人如果挑食,他的體質就會往累積養分的方向去改變,因為身體往往會有自我保護的機制。

再加上壓力嚴重超負荷的人們需要特別留意間歇性斷食法。如果壓力增加,身體會對於維他命的需要量大幅增加,也會導致貪食,這時如果採用斷食法,可能維他命的平衡會被破壞,並使暴食本能更加強烈,陷入非常矛盾的現象當中。

我不會勸導週期性地進行一日斷食,反而建議找時間一次次地嘗試施行。一日斷食並非為了減重才在生活中必須實行的減肥方法,而是為了培養減重的自信心,並且促使其緊握決心的一個架構減重計畫方法,必須有限的使用才行。

很多減肥的相關書籍也不會積極勸導人們使用斷食法,通常反對的立場居多。因為從嚴重的味覺中毒狀態突然進入斷食的過程,必定會增加暴飲暴食或過量進食的情況,更何況頻繁的斷食只會造就無法瘦身的體質。

以生存學來說,人類只要在超過生理時鐘的進食時間而未進食,就會轉換為不消耗能量的節約狀態,就和熊在冬眠時身體會將基礎代謝量降至最低是一樣的,所以大部分的

CHAPTER 2　克服味覺依賴之訓練

人如果進行斷食，基礎代謝量會被降低，也因此變成易胖的體質。再加上熟悉斷食狀態的身體一旦進食，進入身體的大部分熱量都會被視為多餘的熱量，於是儲存成脂肪的量就會比以前更多。

減肥並不是單一事件，因此減肥方案必須在日常生活中能非常規律地實踐，並配合低風險的行為。即便如此，風險不容小覷的一日斷食所主張的理由又是什麼？

首先，必須先了解我所提倡的斷食特性。很多人都會把斷食當作減肥的主要工具，但是這裡有斷食的陷阱。我所提倡的一日斷食不是三十一天不斷反覆的減肥法，而是真的只要體驗一天。絕對不是靠斷食來達到減少體重的核心手段。

通常壓力小的人只要1週1天，壓力較大的人大約15天至一個月之間擇1日進行即可。一日斷食能讓自己體會到究竟如何從食物中解脫、重獲自由，以及實際上沒有成癮性美食過得好不好，具有將自身獨立意識擴大到極致的含意。

大部分初次減重的人都帶有不安和害怕的心情。如果馬上從減少食量開始，會覺得好像要送別珍貴的人，伴隨著心理上的痛苦以及究竟是否能戰勝這樣的過程而產生畏懼感。如果在這裡就退縮，那份不安和畏懼只會更加擴大。所以必須採取強行猛攻法，而這時能做的就是一日斷食了。

但是若從減重科學的層面來看，還是無法排除一日斷食可能成為毒藥的可能性。斷食在減重的馬拉松賽跑當中總是伴隨過量進食的可能性，因為在斷食過後想要把能量補充回來的人類自我保護本能，無論如何會被發揮出來。

一日斷食期間的自我意志和中毒自我的對立

■ **斷食前**
（自我意志）我要斷食了！
（中毒自我）應該會很餓吧，我就看你能撐多久？

■ **斷食一餐後**
（中毒自我）看吧，就跟你説會餓嘛～到此為止吧！
（自我意志）我做得很好。專注於空腹的感覺看看。
（中毒自我）就跟你説你在做一些沒用的事，幹嘛減肥啊？自在地吃不是很好嗎？

■ **斷食兩餐後**
（中毒自我）唉呀，你這樣也要忍喔？很暈吧？
（自我意志）暈眩是從食物脫離的戒斷過程而已，現在做得很好。

CHAPTER 2　克服味覺依賴之訓練

（中毒自我）要開始低血糖囉，無論如何吃點東西吧？

■ **斷食三餐後**
（中毒自我）我放棄，我舉雙手雙腳投降。
（自我意志）嗯，忍耐果然是值得的。從現在起你再也不是食物的奴隸了，你是主人了。
（中毒自我）你這樣下去會昏倒的。
（自我意志）沒有人會因為飢餓而出事，我想嘗試到達那個境界。

所以要盡可能對反彈暴食的可能性有所認知才能開始進行一日斷食，如果在不瞭解這些的情況下開始進行往往會付出慘痛代價。

減重若從賀爾蒙科學的面向來看，就是一個讓抑制食慾的瘦素和促進食慾的飢餓素（ghrelin）彼此適當競爭，並達到平衡的訓練過程。一日斷食是了解自身對食物賀爾蒙哪個部分強和哪個部分弱的評測實驗。

一日斷食是無論過去和多少無用的食物糾纏，反省後再調整它在人生中所佔據的比重，也可說是一種省察的時間。

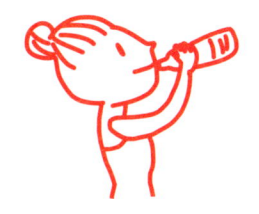

空腹一餐會先覺得空虛，藉此感受一下食物在人生中佔的比重有多大；空腹兩餐會先覺得難受，然後領悟對食物的駕馭能力有多麼弱；空腹三餐才會開始覺得身體和心靈終於空了下來，於是產生脫離被食物掌控的自信感。

　　一日斷食最重要的收穫，在於它能讓人們領悟到事實上吃與不吃完全是自己的選擇，喚醒潛藏於身體深處對於食物的自制力。

　　進行一日斷食的過程不能允許食用任何食物，但必須攝取充足的水和充分休息。在味覺中毒的克服訓練中，要比平時多喝 3 公升的水，至於糖尿病或其他疾病患者需與主治醫師協助配合後再進行以下療程。

　　進行一日斷食的環境，如果外界壓力較小就必須專注並投入於自身的條件。以常態來說，上班日通常是週一至五，所以我會建議盡量挑星期六來進行，至於星期日因為隔天就

CHAPTER 2　克服味覺依賴之訓練

要上班,再怎麼說也會覺得有些負擔。大膽的人會挑選平日中的任何一天作為斷食日,但由於工作和斷食並行需要更多的能量,因此我不建議。

進行一日斷食期間,要不斷地和身體對話,去感受身體所產生的每一個微小變化。在結束一日斷食之後的隔天,開始嘗試吃半份的餐食,飯和小菜都只吃平日的一半,用平常盛飯的容器盛剛好一半的食物。

一旦嘗試做做看,所有的事情都變得不那麼困難和辛苦。你會產生和往日不同的信心且滿溢全身,被駕馭自身的自信感以及非常愉快的心情包圍,那麼用餐一定是件非常享受的事情。

04　將腦海中**錯誤的味覺記憶**去除

　　味覺中毒會持續地學習和再生，然後不斷循環擴大，就像從山丘上滾下拳頭般大小的雪球，滾到平地以後，已經成為一棟房子般大小的巨型雪團，味覺中毒到後來會變得越來越強烈和固執，許多小的記憶逐漸累積並轉換為更劇烈的中毒性，這時候就要趕快把中毒的籽芽根除。頭腦和口中如果還夾存著五味雜陳的味覺則無法成功矯正味覺，只要有一點點火種就會持續地給你壓力，無論意志力再怎麼卓越，到後來一樣會舉雙手投降。

　　去除味覺記憶必須是持續性且立即性，只要有一點點猶豫，味覺記憶就會無止盡的佔領地盤。減肥期間需要在辦公室準備一副牙刷牙膏，出門在外時則準備漱口水，只要一吃到具有刺激性的食物就必須立即刷牙或漱口，因為口中的唾液會記得成癮性食物的味道，若想抵制唾液記憶就趕快喝一口水吧。

CHAPTER 2　克服味覺依賴之訓練

減少味覺渴望三步驟

■ 步驟一

對甜味的成癮性食物較無抵抗力的人，將糖水或三合一咖啡含在口中，對鹹味較無抵抗力的人，將鹽水含在口中，然後維持這個狀態至少 3 分鐘以上。此時用鼻子呼吸。

■ 步驟二

吐出口中的飲料，然後將白開水含於口中至少 30 秒以上。

重複實行第一和第二步驟至少三回左右。

　　味覺中毒的其中一項基本特性就是持續攝取食物的渴望。非得一天到晚都得吃些什麼才會覺得心裡踏實舒適。味覺中毒就是停留在口中的味覺刺激所持續的時間和強度的比例。因此進行味覺訓練的時候，嘴巴裡必須進行維持中立狀態的味覺消毒，也就是說把刺激性的味覺殘骸和記憶全部抹去的訓練。

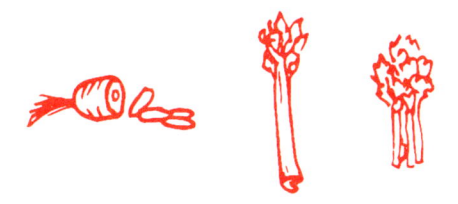

這時候最常運用的實用工具就是水了。水能去除舌頭與味蕾之間殘留的刺激物質，另外蔬菜也是味覺消毒的有效材料。沒有甜味的青菜就如同牙刷的刷毛，洗去牙齒和舌頭之間的刺激味道。

為了治療味覺中毒，有些情況也需要採取極度的限制或禁忌。但成癮性美食就如同周遭的空氣一樣充斥著，只要內心想要就能輕易獲得，所以無條件限制和避諱反而會增強渴望及欲求不滿。

減少味覺渴望的訓練，是精神心理治療的其中一種「脫感療法」。將自己暴露於渴望或害怕的對象當中，再將這個對象變成非常熟悉的事物來產生厭惡感並拋棄的方法。也就是說，將此感覺轉為厭倦之後，使強烈的味覺幻象衰減，從中跳脫便能客觀地看待一切了。

CHAPTER 2　克服味覺依賴之訓練

05　換一個**飯碗**
　　　並減少**小菜的碟數**

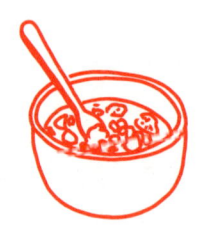

　　味覺中毒是非常巧妙且韌性十足的狀態，因此為了治療和戰勝它需要高度的架構療法。所謂的架構療法，是用限定意識或想法來做為基礎的條件，也就是藉由改變環境或系統，提升行動和想法來產生變化的治療，相較於登高一呼「就這樣思考和行動吧」的大方向，更好的做法是訂定明確的遊戲規則，讓人們自然而然地隨之改變想法和行動。在要求人們的思考變化之前，應該要先立定足以推翻舊觀念的新思維，為新的目標開始鋪路。

架構療法範例

- 將飯量和小菜數量減少
- 外食之前,先選定菜單再吃
- 外食時,減少進食量
- 不使用湯匙
- 烹調時不要撒鹽,只在必要時選擇性的加鹽
- 不喝湯,只吃料

　　味覺中毒的架構療法中,必須要銘記在心的一個核心事項是「別人提供多少分量就你吃多少」還是「提供給你吃的食物,大部分都比你需要的多」。在診間裡面總是會聽到以下的問題,「醫師,我可以先把飯菜裝得滿滿的,然後再視情況剩飯菜嗎?」但請別忘了,大部分的味覺中毒者不會只吃「適量」,而是別人提供多少就吃多少。根據 Fisher 等研究指出,使用相同的碟子,然後比較每天吃建議攝取量的人,以及吃建議攝取量 2～2.5 倍的人的飲食攝取情況,結果提供兩倍以上食物的組別都會比建議攝取量多出 25～60％,熱量攝取也增加 13～39％ 左右,導致肥胖的其中一個原因——熱量攝取過多的效應,所以如果提供味覺中毒

CHAPTER 2　克服味覺依賴之訓練

者們超過建議攝取量的食物,然後要他們只吃自己需要的量而留下多餘食物的這種想法,就如同把魚店交給小貓來顧還覺得安心,是一個既天真又危險的想法。

味覺中毒的架構治療法

使用像畫有刻度的兒童飯碗,事先設定好應該要吃多少,抗拒感就會減少,接受度也會提高。

1. 把我的食器換小

飯碗的尺寸越小越能達到減少體重的目標。這是取決於想剩飯的慾望和貪吃的情況。也就是說,如果在大碗裡裝少少的食物,會覺得好像吃比較少而不滿足,相反的如果用小碗裝滿,就會覺得好像吃很多很滿足。未滿足的慾望越大,就會讓味覺中毒的強度越高。所以你現在需要立刻把飯碗和小菜碟縮小。

2. 一起吃飯的時候,把自己要吃得份量額外處理

在韓國,時常會有好幾人一起共用一個碗來吃飯的飲食文化。可是這樣吃飯就無法精準地掌握究竟吃了多少。所以把要吃的份添到自己的碗裡,確實知道吃了多少的量才能有效地進行減重。

3. 減少小菜的碟數

我們很容易跌入的陷阱就是即便減少了飯量卻還是吃相同份量的小菜。這是因為人們總覺得小菜吃很多種類才能攝取到豐富的營養素。但其實幾乎沒有人有缺乏營養素的問題，再加上放置各式各樣的小菜在桌上只會更刺激食慾，如果不吃的話又會在心底留下慾望的殘渣，所以請勇敢的減少小菜的數量吧。

4. 外食時稍微吃少一點

我總是強調，外食的份量通常都是 1.5 人份，不僅是供餐者的「善良錯誤」，同時也為了增添用餐的風味，食譜總是主張給予超量的食物。如果是減重中或時常外食的人，根本就只能吃其中 70 ～ 80％的份量，不然就請發揮少量點餐的智慧吧。

CHAPTER 2　克服味覺依賴之訓練

06　像動過**手術**一樣有成效的**胃口縮減法**

　　肥胖治療當中，效果最顯著的治療法是縮胃手術。因為用手術的方式直接將胃縮小，所以食量不得不受到限制。立足於這個原理之上，如果靠自己的努力將胃縮小，做到不復胖的減重也並非不可能的任務。

　　健康人的胃具有彈性和完整的消化能力，而尺寸也是偏小。相對的，肥胖者的胃是下垂的，而且總是處在消化不良的狀態，以解剖學來看是被撐到非常大的狀態。由於胃下垂的關係，即使吃了超過需求的熱量也沒有飽足感，這種胃稱為「大胃」。

　　將大胃縮小成正常的胃的過程稱之為「縮胃」。但很神奇的是，胃對於這種變化適應神速且能接受，就是適應力非常強的意思。無論再長都只需1～2周的反覆節食，胃就能

適應很少的食量。所以最快能看到成果的減重法仍是縮胃訓練，當之無愧。

問題是相較於大胃而言，縮胃的重點在於頭腦裡面掌管食慾的「腦胃」和深深刻畫味覺中毒傾向的「舌頭」。管轄食慾的腦胃，指的不是腦中一個實際上的特定部位，而是指管轄食慾的所有腦部活動。必須減少腦胃的慾望才有辦法圓滿達成減肥目標，所以減肥並非只是減體重，而是必須減少腦胃的食慾。

要縮小肚子的胃，就需要先駕馭過強的食慾和味覺中毒才有辦法成功。為了將大胃縮小成正常的胃，務必不斷地反覆實踐以下的縮胃實踐目錄。

縮胃實踐目錄

1. **首先，必須減少總食物攝取量的 30～50% 左右，且必須重新安排飲食菜單。**比起攝取高脂肪和碳水化合物的歐美式菜單，這個菜單應以纖維質和礦物質豐富的韓式飲食為主較好。

2. **現在的點心，僅允許蔬菜水果。**禁止繼續吃以前的點心。但蔬菜水果類的點心也不是無限食用。再來，為了攝取到水果完整的營養素，我推薦連帶果皮一起吃的「全食」法。

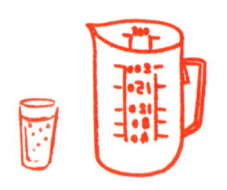

CHAPTER 2　克服味覺依賴之訓練

3. **將用餐時間延長兩倍。**原本大約 10 分鐘左右的用餐時間，盡可能延長到 30 分鐘。用緩和悠哉的心情用餐才是正確的，對餐食懷有感激之心，有助於享受用餐的時光。

4. **為了延長用餐時間，就需要緩慢仔細地咀嚼。**首先，必須要先換掉你的餐具，到鄰近的商店重新購入一組新餐具也會產生新的慾望。雖說湯匙可能也會連帶一起買，但其實湯匙多多少少是禁用的，最好能從餐桌上移除，要喝湯的時候除外，所有的餐點原則上都是使用筷子來進食。

   從筷子將食物送進口中到嚥下為止，必須要確實地咀嚼 30 次以上。如果沒有咀嚼 30 次以上絕對不可以吞下。如果牙齒方面有問題，請務必盡早就醫治療，因為牙痛沒辦法確實進行咀嚼。

5. **一天要喝水 2 公升。**水是協助熱量消耗，如潤滑油般的角色並阻止身體受到食慾的激浪襲捲而淹沒。

   在家裡放置 2 公升的開水桶是不錯的方法。如果總是從飲

水機接水喝，無法清楚得知自己一天中喝水的總量。將 2 公升的水裝進開水桶，冰進冰箱後反覆飲用。一天喝 2 公升是最基本的，當然想喝多一些也無妨。如果你是上班族，可以購買市面上販售的 2 公升礦泉水，放在位置旁邊，隨時想喝水的時候也相當方便。由於一天內一定會全部喝完，所以即使在炎熱的夏天也不會壞掉。但如果是喝咖啡或各種飲料，全部加起來必須限定在一杯以內，因為那會刺激味覺，所以盡量不要喝會更好。

6. **早上、中午、晚上的食量需一致。**早餐一定要吃，即使出門上班時間趕也務必要吃早餐，如果真的很難，那就找一間固定會去的餐廳，然後按時吃早餐。

另外用餐時間必須一致，如果不分時段用餐會造成身體的困擾，並且會打亂用餐賀爾蒙的平衡。定時定量用餐，才能促使調節進食的賀爾蒙──「瘦素」的功能重新活化。如果你習慣下午一點的時候吃午餐，那麼六小時前的早上七點鐘就必須吃早餐，然後約晚上七點進食晚餐即可。在那之間藉由喝水來盡量撐過，如果覺得很困難，可以按照以下順序吃一點小黃瓜、紅蘿蔔、高麗菜、番茄、蘋果、葡萄。但是須注意單次攝取蔬菜水果的總量不得超過 300 公克。如果能在早上或晚上提前用密封餐盒準備這些點心為佳。

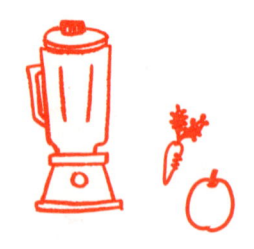

CHAPTER 2　克服味覺依賴之訓練

7. **如果你是忙碌的上班族，早餐建議以一根紅蘿蔔和一整顆蘋果打成果汁作為代餐。**如果這時能搭配食用預先做好的1〜2顆糙米飯糰就是相當棒的一餐了。

8. **在縮小胃口的兩週之間，原則上禁止聚餐。**韓國人聚餐一次所攝取的熱量平均都在3000大卡左右，超過每日建議熱量非常非常多，而且參加聚餐又要避開食物幾乎不可能。如果你可以忍耐，只能吃像小黃瓜這類的蔬食下酒菜和一些酒。既然如此，乾脆完全不要答應邀約才是最明智的。在治療味覺中毒的期間，無論用什麼樣的理由都必須想辦法擺脫任何聚餐。

9. **嚴禁過度勉強的運動。**電視上時常會看到運動減肥法，但不適用於沒有強烈環境控管力的一般人身上。一個星期內3次，持續30分鐘左右的有氧運動即可，然後盡可能讓日常生活豐富活躍。如果能將日常生活和減重順利接軌，不僅持續得久，副作用也會比較小，藉由活躍的生活來提升代謝量吧。

10. **在縮小胃口的過程中，有可能會伴隨暈眩或腹痛的情形。**但這完全不會構成問題，所以一點也不需要擔心，反而是代表體重準備下降的好徵兆，只要平靜地接受即可。如果沒有頭暈或腹痛，就代表現在的減重進行得並不順利，反而需要多加留意。

11. **一周內不可站上體重計。**每天量體重反而會增加心理壓力，連帶滋長食慾。為了避免內心受到動搖，暫時將家中的體重計收起來也沒關係。

12. **將冷藏庫和食品儲藏櫃裡面所有沒必要的食物清空。**俗話說眼不見為淨，這樣才能讓內心自在。如果一直在家裡放置不好的食物，會加重壓力和食慾。如果不想徒然增加痛苦，就請把那些食物勇敢的移至他處吧。正確做法就是讓以前吃的成癮性食物徹底從家裡消失，取而代之的是以各種蔬菜和水果填滿冰箱，去買些過去不吃的芽菜和蔬菜放在冰箱吧。新鮮的蔬菜能填滿空虛的內心，而且源源不絕地產生渴望瘦下來的動力。

13. **隨身攜帶小小的紙條，紀錄這一週用餐時期感覺到肚子餓的情況也會有所幫助。**仔細記錄肚子餓的次數是努力和誠實的報酬。在縮小胃口的過程，用驚人的努力去矯正就會萬無一失，這會成為調節過程中身心如何互相影響和改變的良好實例。在縮小胃口的時候會經歷如下所

CHAPTER 2　克服味覺依賴之訓練

述的狀態和變化。

縮小胃口時的狀態變化

1. 惡性平衡狀態。正處於尋找適合大胃口食物的階段，滿足腹胃和腦胃，但身體的健康狀況卻因為肥胖而不斷惡化中。

2. 變革狀態。為了縮小大胃，會吃比以前少量的食物，但如果攝取的食量減少，大胃為了維持自身的勢力，就會對腦袋和身體持續發出威脅信號。肚子餓和暈眩就是最具代表性的典型食物戒斷階段，依個人情況不同會持續 3～7 日左右。

3. 良性平衡狀態。會吃比以前少量的食物，而且胃正轉變為適當大小的狀態。此時大胃就會領悟到，無論再怎麼發出誘惑，主人也不會餵食自己了，這時候身體就會發揮強烈的適應力，把胃口縮小，調適成最適應生存的狀態。

4. 縮小胃口訓練，是把縮小胃口的哲學內化來開始。「把喜好的食物細嚼慢嚥吧！而細嚼慢嚥的意思指的是「食用三餐時，緩慢仔細地吃」好的食物，緩慢進食和定時定量是最重要的優先原則。不好的食物，往往會超越需求而變成嘴饞，並引起攝取超過需要量的熱量。因此，須以豐富的纖維質且加工過程少的食材來作為菜單組成的原料。

07 五日訓練
去除**美食沉溺**

整理上，最確實又有效率的方法就是丟棄物品，味覺中毒訓練也需要徹底根除成癮性食物。所有治療成癮的基本原則，就是毅然決然地排除可能引起中毒的對象。

而成癮性食物多到甚至有人不知道該從何戒起，這才意識到那些讓自己瘋狂想吃的食物竟然多到如此驚人。如果陷入味覺中毒，大多會產生喜愛任何食物的錯覺，好像世界上所有的食物都可以毫無喜惡地食用，但事實上並非如此，只不過是預先產生鴕鳥心態罷了。

成癮性食物通常可分為幾大類：非常甜、香氣逼人的即食品，或刺激味覺的鹹食，或辣又刺激的食物等等。一定要限制食用砂糖，這個重要性就佔了一半以上，不然會讓你吃很多的食物。餅乾、冰淇淋、各種炸物等不良點心，都必須根絕到連影子都看不到的程度。這種食物裡面添加的砂糖和鹽會刺激食慾並強化味覺中毒的傾向。

因此，繼續攝取這樣的食物還想順利進行減重計畫，是幾近不可能的事。必須至少持續**5**天嚴禁攝取這樣的空熱量食物。

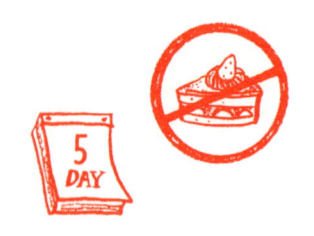

CHAPTER 2　克服味覺依賴之訓練

　　同時需要革命性的限制攝取具有鮮味的肉類，以及留意碳水化合物攝取是否過剩，而鹹食也需要特別注意，湯類的食物最好盡量避免，即使要吃也不要再另外添加醬油或過量的沾醬。另外，盡量只挑鍋料來吃就好，千萬不要把整碗湯捧起來喝。請不要覺得剩湯是很可惜的事情，因為沾滿鹽分的舌頭和口腔會強化進食的衝動。

　　為了根除成癮性食物，須禁止食用成癮性食物長達 5 天。因為眼不見為淨，久了對這些誘惑的留戀也會隨之消失。總之先勇敢地把那些食物清空吧，不管是送人也好，冷靜地丟掉也好，而這段期間也不要去逛超市或市場。

　　為什麼是 5 天？對吸菸患者而言，如果用了禁菸處方後會立即產生戒斷症狀。因為在戒斷症狀發作時期，不管心理上或生理上都會瘋狂地對吸菸產生渴望，並飽受折磨。所謂的 5 天是有意義的，要脫離毒癮的時候，戒斷症狀會對身體產生影響的期間通常是 5 天，雖說會依個人情況有所不

同，但大致上撐過 5 天以後，對吸菸的渴望就會驚人的大幅降低。

5 天是透過連續不接觸成癮性食物來達到統御和培養自制力的時間。只要撐過 5 天，對成癮性食物的渴望也會令人驚訝的消失。

平時對冰淇淋束手無策的人，試著度過 5 天不吃冰淇淋的日子吧。然後在第六天的時候，將一點點冰淇淋放入口中，反而會覺得太甜，或甚至對冰淇淋裡面的添加物和化學香料產生排斥感，而這個瞬間可能舌頭和腦胃真正開始思考，什麼樣的味覺才是真正要的，是一個全新的契機。

由於限制攝取最能將誘惑味覺的成癮性食物具體列出來再實施的方法，相較於胡亂禁止攝取任何食物的作法，這個方法成功的可能性較高，實行的過程也較安心。

實踐 5 日去除成癮性食物的經驗，對您來說將會產生多種正面的效應。既然都能忍耐 5 天了，沒道理其他的成癮性食物會無法調整，如此一來便替自己植下了信心。越是反覆訓練，忍耐的能力就越能被提升，未來這樣的成癮性食物即使遞到嘴邊也會變得不愛。反過來思考看看，戒掉肉食只以蔬食維生的人也很多，為了自己的健康著想，實在找不到無法戒掉那一兩樣食物的理由。

CHAPTER 2　克服味覺依賴之訓練

08　**15分鐘**內完食的習慣採取**大變革**

　　思想和行動往往一邊相互競爭一邊相互扶持。無論想法再怎麼強烈，沒有移到行動上去實踐就無法從現實中獲得力量。相反的，反覆採取行動也會獲得改變想法的力量。

　　所以，從改變習慣的治療當中，依照每個人的特性就能改變想法或矯正行動的優先順序。行動治療在味覺矯正治療當中，發揮驚人成效的情形並不罕見。

　　味覺矯正訓練雖然非常容易上手，但真正最難實踐的行動訓練法卻是「慢慢吃、細嚼慢嚥」。對於追求獨創性且新穎減重方法的人來說，細嚼慢嚥可能是一種近似於教科書的訓練方式。但我認為在減重初期，細嚼慢嚥的咀嚼訓練是必須強力執行的教育，甚至在診療室裡面，有時我會訓練患者連續咀嚼5分鐘。

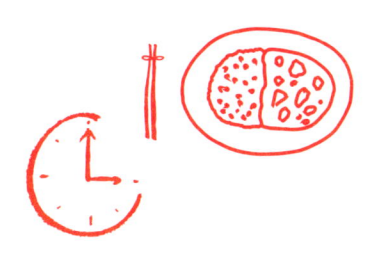

肥胖者的用餐時間大都無法超過 10 分鐘，相當迅速地就結束一餐。這時候需要留意的是「吃得快」並不等於「吃得少」的事實。在很短的時間內將同樣是一人份的食物吃完就是味覺中毒者的用餐面貌。如此迅速進食的理由，無論在心理上或肉體上，都是基於想要享受暴飲暴食的慾望。

用餐時間如果超過 20 分鐘以上，食慾抑制賀爾蒙—瘦素（Leptin）就會分泌出來，讓進食變成了不愉快的感受，因此暴食者會想趕在這東西分泌之前用最快的速度把食物全都吃下肚。所以如果從旁觀察肥胖者的行為，會發現他們幾乎都不怎麼咀嚼食物就吞下去了，這樣不經過仔細咀嚼就吞嚥的習慣會直接導致肥胖的後果，因為細嚼慢嚥就只能緩慢地吃，這樣也能讓食慾抑制賀爾蒙——瘦素有餘裕發揮功

CHAPTER 2　克服味覺依賴之訓練

用,即便只是細嚼慢嚥,總食量也能夠維持在適當的標準。

快速進食,會強化味覺中毒的即刻性,而且是導致症狀惡化的兇手,因此必須訓練慢慢進食的習慣。而本訓練最核心的教具就是計時器。最近手機裡面普遍都有計時器的功能,所以要得到這個工具很容易。味覺矯正的核心力量就在於味覺的統馭能力。所謂味覺的統馭能力,就是對想透過食物來獲得滿足的即時性味覺衝動需求保持超然的態度,所以我相當強調味覺充足的自然力和細嚼慢嚥的能力。

培養味覺充足自然力

味覺充足自然力的訓練法則,比起上半期而言,後半期進食的量會提升。大部分的味覺中毒者一開始吃了很多食物就後悔了,然後在後半段時期開始調整食量,但我們的頭腦已經被不滿足感填滿,反而強化了味覺中毒性。

第一階段的訓練如下。全部需要吃的量如果分為 3 個單位,將用餐時間分為前半段和後半段,前半段吃 1 單位,後半段吃 2 單位。 而前半段時期,如果只吃了總量的 1/3,便是培養味覺充足自然力的最重要原則——完成細嚼慢嚥的訓練。同時,後半段執行的補償性攝取則能給予身體飽足感,並達到抑制過量進食衝動的效果。

但需要注意的部分是，後半期的速度基準也必須按照細嚼慢嚥的訓練標準。也就是說，前半期如果只吃後半期一半的量，吃的速度必須是後半期速度的一半才有可能。這就表示，總用餐時間和過去相比，必須延長至少兩倍以上的時間。如果沒有辦法在這段時間內持續咀嚼就先暫停進食，然後將聊天的時間盡可能拉長。

至於第二階段的訓練，偶爾只吃蔬菜作為一餐。為了營養均衡以及適當消除口腹之慾，第二階段的訓練並不能經常實踐。然而這是個很好的契機，讓具有良性飽足感的蔬菜推翻我們對於飽足感的認識。透過這樣的方式減少食量並調節用餐速度，自然地完成不會欲求不滿的味覺訓練。

咀嚼 —— 調節生理時鐘

味覺中毒者的共同特徵就是狼吞虎嚥的進食。我會建議減重者們偶爾錄下在家用餐樣貌的影片，然後交給我。雖然說會因為攝影機的存在而比平時收斂一些，但味覺中毒者的用餐時間卻因為影片秒數的奔走而顯得焦急。食物擺在自己面前要顯得從容並不容易，看起來就像被餐桌吸住。有些人會緊張地埋頭猛吃，好像行禮般地在嘴巴和餐桌之間來來回回，等吃完之後才抬起頭來。

CHAPTER 2　克服味覺依賴之訓練

味覺中毒治療中，其中最重要的一個構成要素就是細嚼慢嚥。我們吃進去的每一餐都是由連續的吞嚥動作所組成。而所謂的過量進食是吞嚥的量太多，或是吞嚥的次數比身體的標準還多。至於暴食，指的則是突然在特定某一餐比原本正常維持的吞嚥量或總次數平均值來得高。

所以，必須減少吞嚥的量和吞嚥的次數才有可能做到節食。可是這裡又有另一個問題可能導致變數，那就是總用餐時間。即便吞嚥的量再少，吞嚥的次數也減少了，但總用餐時間也跟著劇烈減少的話，那頭腦便無法獲得飽足感。

飽足感不足是接連自未能滿足的口腹之慾，結果便會導致過量進食或暴食。因此，必須確保用餐時間的長度，並適當調整吞嚥量，以及有策略的限制吞嚥次數。**在相同的用餐時間內，限制吞嚥次數最好的方法就是細嚼慢嚥，或盡可能拉長不咀嚼（即用餐時暫停進食）的時間。當然，要無限延長也非常不容易，因為用餐中的人要一直拉長不咀嚼的空檔，難免會有些尷尬。基於這點，緩慢進食、細嚼慢嚥稱得上是縮小胃口最好的方法。**

若想做到細嚼慢嚥，就必須訓練跟隨自己訂的基準來調整咀嚼的速度和次數，也就是必須先做到「絕對性的細嚼慢嚥」，這樣和其他人共同用餐時，進食速度才能比社會上人們普遍用餐的標準來的緩慢，兼備「相對性細嚼慢嚥」的能力。

在進行絕對性的細嚼慢嚥訓練時會使用計時器。檢視自己被攝影機錄下來的模樣以及每一口放進嘴裡的食物會經過多少時間和幾次的咀嚼，並搭配使用計時器量測。大部分的人從影片中看見自己吃東西的樣子都會有一個共同的反應是：「還真會吃耶！」或「吃得還真快！」，看著自己沒有經過充分的咀嚼，馬馬虎虎地吞嚥食物的樣子，多數人都不禁咋舌。

　　細嚼慢嚥與當事人用多慢的「速度」來咀嚼，以及比開始訓練之前增加了多少咀嚼「次數」密切相關。

　　絕對性的緩慢咀嚼，是比原本的咀嚼次數多兩倍的訓練。每放一口食物到嘴裡的時候，如果以前咀嚼的次數是 10 下，那現在就要訓練咀嚼 20 下，那麼每吃一口的時間就自然會拉長了。

　　以前每吃一口所咀嚼的時間若總共 20 秒，那麼透過訓練，就應該要拉長到 40 秒。如此一來，訓練前如果可以在 15 分鐘內夾菜 45 次的話，經過訓練後，15 分鐘內夾菜的次數應降至 22 次左右，而放到嘴巴裡的食物也能自然而然地減少，總攝取量也會降低。

　　相對性的細嚼慢嚥主要適用於和他人一起用餐的場合。和其他人一起用餐時要想進行計時器訓練，若不是擁有超狠的決心，幾乎是不可能的事。如果一直看時間或滑手機也會

CHAPTER 2　克服味覺依賴之訓練

是件失禮的事。既然如此，究竟該怎麼訓練比較好呢？

　　首先，在現場選一名吃飯速度最慢的人。一開始觀察約1分鐘左右大概就可以明確的選出來了。而選人大致上的標準，就是其他人的筷子在嘴巴和餐桌之間來回移動2次時，這個人卻只移動了1次。

　　若將這個人定為標準，然後努力地用更慢的速度來移動你的筷子和湯匙。當他拿起或放下餐具時，盡可能動作比他還慢，等下一次他拿起筷子時，就算跟他同時或偶爾跳過一次也無妨。

　　只要三四次之後，那個人有可能會發現，之後開始自然地調整自己的步調。自在的進食一段時間後，中間再試著和那個人比較用餐速度。如果你成功的比那個人吃的慢，就代表已經比社會平均值還要慢非常多的速度並達成細嚼慢嚥的訓練目標。

　　而計時器訓練的核心就是重覆與反饋。持續的重複練習不僅僅改變頭腦而已，而是必須訓練到手口都能自動化的執行細嚼慢嚥為止。

09 逆向操作**進食順序**並擴散**夾菜範圍**

　　進食順序指導（以下簡稱食序指導）是一項改變味覺優先順序的訓練。在甜味和鹹味之間動彈不得的混亂味覺下，給予一個嶄新的方向轉換法。食序指導所擔任的角色，就是化解人們一看到成癮性食物就自動衝上前去的貪食反應。

　　味覺中毒的人會先食用自己喜歡的食物，問題是他們喜歡的食物就是所謂的成癮性美食。成癮性食物在味覺中毒系統上不只具有刺激性，也具有促使過量進食和強化暴食等惡性循環的食物。大部分的味覺中毒者，對於成癮性食物相當執著，且養成了貪吃的本能，而後導致超越自己想像的過量進食或偏食傾向。

　　人們對於成癮性食物的執著讓他們過度攝取喜好的食物，並且排斥攝取不喜歡的食物而產生偏食現象。令我感到意外的是，人們大多不清楚偏食和肥胖之間的關聯性。提到偏食，大家通常會聯想到「因為吃的不均衡導致營養素攝取不足，產生健康上的問題，進而引起兒童的成長遲滯」這類

CHAPTER 2　克服味覺依賴之訓練

的想法。也就是說,他們認為偏食導致營養缺乏,但我認為偏食導致的最大問題是促使肥胖惡化。

　　身體最重要的生存原則是「恆定性法則」。身體為了讓自己存活下來,如果有什麼東西攝取不足就會想辦法將其填滿,即便努力去抵抗,要打破恆常性法則也是件非常不容易的事,這也是為何人類可以在各種不同環境的變化下以及面臨壓力時,都還能生存下來的緣故。

　　一旦偏食,營養素的攝取比重就會偏移。因此為了攝取那些不足的營養素,身體總是給予飢餓的訊號,就會產生好像一定要吃些什麼的強迫觀念。即便不是用餐時間也會不斷地想吃東西,然後到了下一餐用餐時就會毫不猶豫的吃超量。而偏食者最喜愛的食物大多都是「高卡路里、低營養素」的空熱量飲食。

　　來訪醫院的金美今小姐充滿了無法理解的表情。醫生要她無論如何必須攝取纖維質,但自己卻完全不受纖維質的吸引,每次吃完飯剩下的食物就是纖維質類的蔬菜,所以常常會產生一種罪惡感。

　　回頭檢視金小姐用餐的模樣,找到她無論怎麼努力都很難把蔬菜夾進碗裡的決定性因素。因為她在一餐裡面吃到最後才選擇蔬菜,而這時最有用的方法就是指導她改變進食的順序,並採取「分散焦點」進食法。

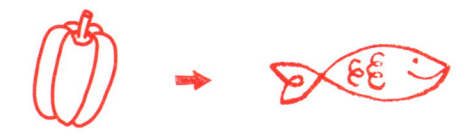

首先，用餐順序指導法，是透過預先模擬用餐順序來改變平時進食順序的方法，必須先從生菜沙拉或芽菜等能夠培養味覺耐心的纖維質開始吃，而蔬菜當中又需以無調味的蔬菜、水果優先食用，至於肉類只能定量食用，若覺得份量過少就請拉長咀嚼時間作為解決之道。

起初要求自己先從討厭的食物開始吃，是為了讓沉浸於中毒的味覺延遲享樂能力，著名的「棉花糖效應」即為延遲享樂的鮮明例子。

給予 600 名四歲小孩一小塊棉花糖，並告訴他們只要忍耐 15 分鐘就會再給一塊，而能夠忍到最後的小孩只有 30 名。經由科學家們持續觀察追蹤，這些擅長忍耐的孩子們在日後的成長歷程中發現了驚人的結果，他們在美國的 SAT 檢定考試中比其他失敗小孩的成績高出了 210 分，而 30 年後的年收入、個人成就、職能上都有顯著的差異。

CHAPTER 2　克服味覺依賴之訓練

> **食序指導再調整訓練**
>
> 1. 將自己平常用餐時的習慣，按照順序從第一項食物列到最後一項，寫在 A4 紙上。由於非常清楚多數時候人們第一口會吃的食物是什麼，所以先從成癮性食物開始寫會比較容易。
> 2. 從列表裡面的最後一項食物開始吃。
> 3. 訂下進食 15 分鐘的時間，之後不管剩下哪些食物都終止進食。
> 4. 透過這個過程，將會獲得原來也能留下成癮性食物不吃的自信。

我們的腦部對於延遲享受的滿足感或駕馭自己的慾望，有另外的區域負責擔當——也就是前額葉的外側部位。此部位受損的人，舉止會非常的衝動，並產生偏差的行為。

因此，訓練發展延遲享受的能力才是成功最重要的捷徑，同時也是減重過程中最核心的要素。越是有系統地發展延遲享受能力的人，治癒味覺中毒的可能性就越高，而那些訓練方法的其中一項就是重新調整進食順序。

首先，一開始就吃掉最例行性的、總是留到最後才吃、最討厭的食物，便能有效率地鍛鍊延遲享受的能力。通常具有味覺中毒傾向的人都會對食序指導有排斥感，但食序指導出乎意料地對於提升延遲享受滿足感具有相當正面的成果。

　　這和美國棒球聯合會的投手總是布局 9 次是一樣的，就像把打擊最弱的投手安排在最後的打擊順序才能將攻擊力最大化的道理。當我們培養把最愛的成癮性食物放到最後才吃的耐心時，才真正完成了味覺訓練。

　　射擊最重要的準備作業就是零點射擊。若做不到零點射擊，之後所進行的射擊分數只會低不會高。所謂的零點射擊，指的是剛拿到槍時，為了調整身體位置到能瞄準中心所做的預備射擊。

　　進行零點射擊的時候，即使分數很低，子彈還是有穿過瞄準紙，足以讓你獲得教官的稱讚。子彈穿過瞄準紙以後，會有一部份的紙跟著被戳破，在這樣固定的點上進行疲勞轟炸的射擊手，之後要校正中心點就會非常容易。所以零點射擊最重要的原則就是「必須集中一個定點」。

CHAPTER 2　克服味覺依賴之訓練

分散焦點進食法

1. 安排一天吃兩餐以上的韓食。韓食具有纖維質、蛋白質、碳水化合物、脂肪等，是典型的均衡飲食。
2. 一口氣夾取餐桌上的所有小菜。因為大部分的人都不會夾自己不愛吃的菜，所以很容易導致營養素攝取不足。
3. 不要設立太過勉強的減重目標。如果目標設定得太勉強，結果反而會陷入原型食物的誘惑。
4. 在減重初期，請提高纖維質攝取的比例。纖維質所能提供的飽足感超乎想像，而且營養又相當充足。
5. 由於蛋白質是維持肌肉量的必須要件，所以必須每日定量攝取。植物性蛋白質有豆類或豆腐；動物性蛋白質則是雞蛋或海鮮，含量相當豐富。
6. 攝取適當的碳水化合物，以滿足腦部的暴食需求也是必要的。如果攝取的甜味不足，毫不猶豫的過量進食也會接踵而至。
7. 如果設定一個月之內要減重 5％ 以上的體重，那麼預防性地攝取綜合維他命也不是壞事。

在用餐時間內只聚焦於一兩樣食物是一件很困擾的事情。有些人在用餐時會下意識的依循一種慣性模式來移動筷子，雖然有可能是基於習慣，但大部分都是迫於味覺中毒的指示。從現在起，每次坐在餐桌前面要好好注意自己用筷子的方式。操作筷子的方式是盡可能將夾菜的範圍擴大、分散。

如果只偏好攝取白飯或湯類、肉類、海鮮等含有碳水化合物、蛋白質、脂肪的主菜，很容易忽略攝取有豐富礦物質或必須營養素的蔬菜和芽菜。在進行脫離味覺中毒的訓練時，由於節食的關係會導致營養素的總攝取量再下降，如此一來就很可能增強偏食的傾向，那麼就容易因為營養不均衡導致更強烈的貪食現象。

為了吃到這些均衡的營養素，必須努力吃下這些平時不太愛吃的小菜，而這就是所謂的「餐桌上的分散焦點進食法」。

10　雙重**賀爾蒙**訓練

　　通常長期陷入味覺中毒的人，他們的食慾賀爾蒙——ghrelin（飢餓素）和飽足感賀爾蒙——leptin（瘦素）的比例會失去平衡。若打算有效脫離味覺中毒現象，就需要好好構思一下如何維持這兩個激素的平衡。如果想單靠其中一種激素的穩定來達到好的效果很困難，所以應該要增加瘦素的敏感性，並抑制飢餓素的變動性，採取雙管齊下的方式才有辦法提高成功的機率。

　　飢餓素，是食慾中樞——胃和下視丘的所分泌的賀爾蒙，負責促進飢餓感的進食的衝動。胃依據生理節奏，在吃飯過後一段時間便會再度分泌飢餓素，使人再次感到飢餓。

　　下視丘則分為感知飢餓與飽足兩個部位，稱之為飽足感中樞和飢餓中樞。下視丘會收集來自腦部、末梢神經、

消化器官等各部位的信號，進行綜合統整過後再度發出指令。在進食之前，血液中飢餓素的濃度和腦內 Y 型神經胜肽（NPY）的含量會增加，使下視丘的飢餓中樞開始活化，並產生飢餓感，接下來和食物有關的記憶會一一浮現，逐漸增加對食物的渴望。

食慾是大腦發送指令要求身體實行攝取食物的行為。吃東西 20 分鐘左右之後，體內的飢餓素濃度會大幅下降，而瘦素的含量則會提升。另外，抑制食慾的多胜肽（CART）賀爾蒙會增加，使瘦素受體開始活化，並刺激飽足感中樞，然後體溫升高，也會促進新陳代謝進入食物消化的階段。

瘦素的量，相較於飢餓素的量要增加更高的比例，但也不是說體內的瘦素如果比飢餓素多很多，食慾就一定會下降。就肥胖者的情況而言，即便體內的瘦素很多，也因為身體裡具有瘦素的阻抗性，所以瘦素不容易通過腦血管。即使吃了，肚子的空虛感仍然遲遲不散，也就是不覺得飽。因此為了減肥或維持體態，就必須增加瘦素的敏感度，降低瘦素分泌的總量，同時也必須減少體內飢餓素的分泌量。

瘦素量越是持續上升，身體裡面對食物的記憶也就越強。而對食物的記憶越深刻，要脫離味覺中毒就越是困難。至於馴服飢餓素並提高瘦素敏感度的雙重賀爾蒙訓練如下。

CHAPTER 2　克服味覺依賴之訓練

雙重賀爾蒙訓練菜單
（每日建議熱量 1200kcal 的肥胖者菜單）

*140g 為 2/3 碗飯

	範例1		範例2		範例3	
	菜單	份量	菜單	份量	菜單	份量
早餐	糙米雜糧飯 青江菜蛤蜊湯 韭菜煎蛋捲 涼拌金針菇	140g 105g 90g 87.5g	糙米雜糧飯 清麴醬湯 清蒸黃太魚 涼拌豆苗茄子	140g 120g 70g 72.5g	糙米雜糧飯 莙薘菜大醬湯 鹿尾菜豆腐醃菜 糯米椒炒小魚乾 白菜泡菜	140g 70g 117.5g 77.5g 35g
點心	低脂牛奶 小番茄	1200ml 250g	低脂牛奶 奇異果	1200ml 100g （大的一顆）	低脂牛奶 蘋果	200ml 100g （中的1/2顆）
午餐	洋菜凍醃菜 生黑豆涼拌沙拉	145g 200g	涼拌橡果實凍 雞胸肉雞蛋涼菜	291.25g 151.25g	涼拌嫩豆腐芽菜 牛肉蔬菜捲	269g 100g
晚餐	糙米雜糧飯 豆渣湯鍋 涼拌芝麻雞胸肉 青江菜苗	140g 102.5g 24g 35g	糙米營養粥 嫩豆腐湯 小黃瓜生菜	220g 125g 37.5g	糙米雜糧飯 芝麻糴蔔湯 桔梗根魷魚醃菜 泡菜蒸鯖魚	140g 74g 60g 60g

1. **早餐絕不空腹**。如果不吃早餐的話，飢餓素就會因回饋機制失敗而下降。雖然會因此暫時減緩食慾，但到後來卻會強化暴食本能。

2. **三餐定時定量用餐，並且維持固定的用餐時數**，便能藉由用餐的規律性，使飢餓素、瘦素的生理步調最佳化。

3. **緩慢而仔細地咀嚼食物**，可以防止瘦素分泌暴走，並給予瘦素有充裕的時間運作。

4. **一天喝 2 公升的水**，可以打亂飢餓素促進食慾的活動，對於解除貪食有相當良好的效果。

5. **熱量低、纖維質高的食物，能充分滿足飽足感中樞**。即使熱量不高，卻能讓飽足感中樞獲得滿足，並提高延遲味覺享受的能力。

6. **轉換心情、減少心理壓力**有助於促進多巴胺的分泌，並強化瘦素的功能性。笑聲、稱讚、行善、運動、冥想等都屬於促進多巴胺分泌的代表性例子。

7. **過度的運動是強化飢餓素衝動的誘餌**。請進行不那麼辛苦、會稍稍出汗或微喘的運動。

8. **不要強忍飢餓感**，必須至少稍微吃一點東西，才能避免飢餓素引起的反彈和暴食。當身體開始將飢餓、不幸或悲傷聯想在一起時，飢餓素就會變得猖獗。

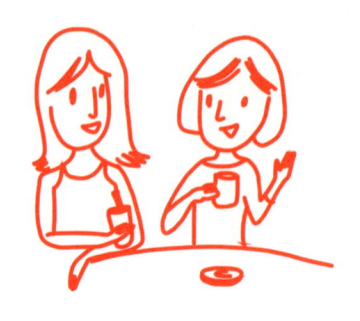

CHAPTER 2　克服味覺依賴之訓練

9. **在愉快的氣氛中用餐就能慢慢地吃**,也能促進多巴胺分泌。

10. **壓力是飢餓素爆發最好的原料**。任何壓力賀爾蒙都會促進飢餓素的分泌。

11. **悠閒的用餐時間至少需要長達 20 分鐘以上**。因為人體至少需要 20 分鐘才能讓瘦素好好地活動。即使進食量相同也必須滿足瘦素,才能預防下次用餐時發生反彈過食的情況。

12. **加班或熬夜工作會促進飢餓素的分泌,增加食慾**。同理,不充足的睡眠也會加強食慾。

13. **在用餐時間內,請忘記減肥一事,好好感謝食物吧**。對待食物抱持著感激的心,身體會因為愉快的心情,促進血清素和多巴胺之類的輔助性抑制食慾賀爾蒙的分泌。

駕馭飢餓素並強化瘦素的 GLep（減低進食的基因）進食法之原則

1. 三餐所攝取的熱量均等。
2. 藉由含有豐富纖維質的食物，來誘導長久咀嚼，並增大瘦素的敏感度。
3. 為了駕馭飢餓素以及緩和血糖震盪現象，請以雙醣類攝取為主。
4. 需充分安排攝取足以提供飽足感、有血清素成分因子的優質蛋白質。

CHAPTER 3

味覺戒斷作用
之應對訓練

01 何謂**味覺戒斷作用**之應對

　　所謂的應對訓練,是針對味覺中毒矯正訓練中必定會發生的戒斷現象所設計,為了減少失敗機率的訓練。在脫離味覺中毒的初期階段,身體上、心理上會出現戒斷現象,讓訓練變得更加困難。

　　身體變化的共通點就是表面上看起來很恐懼的徵兆,事實上是脫離味覺中毒過程中自然發生且極度正常的現象。如果發生了這些問題,不應該感到不安或恐懼,反而應該要覺得「我現在不愧正在減重的正軌上啊!」而感到歡喜並欣然接受。

　　雖然如同上述減少食量,身體裡的味覺中毒中樞會企圖費力維持身體過往的習性,使出飢餓素來持續作用,對腦胃傳送食慾訊號,那就是所謂的飢餓感。

CHAPTER 3　味覺戒斷作用之應對訓練

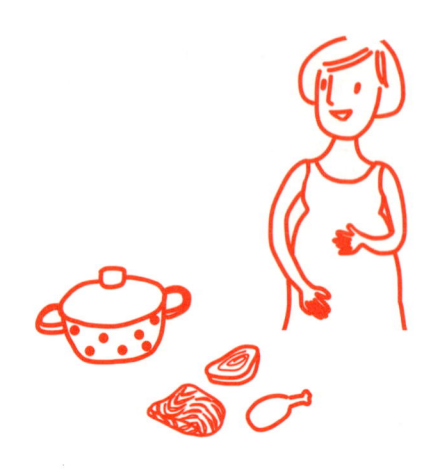

　　即便出現這種飢餓感的訊號，只要持續進行味覺矯正訓練就會有兩項改變接踵而至。原本會形成脂肪的卡路里不但減少了，就連在固定會前往腦部的血糖也會被阻攔下來。脂肪層少了卡路里的供給，就會用更多飢餓賀爾蒙去刺激身體，使得血糖不足的腦部產生暫時性的暈眩。另外，味覺中毒中樞對腦胃展現更強烈的示威，就像戒菸時會產生手抖或無力症狀等強烈的戒斷現象。

　　透過刺激性的食物來滿足補償作用的腦胃，如果接收不到足夠的食物供給就會伴隨多巴胺不足的現象。多巴胺是使身體在有壓力的情況下讓身心得到安全感的賀爾蒙，所以很自然地缺乏多巴胺會讓負面情緒增加。

另外，肉類中所含的色胺酸就是所謂的幸福賀爾蒙，也是製造血清素的主要物質，如果減少肉類攝取，血清素的分泌量也會降低，就容易時常陷入憂鬱。所以，即便在減重期間也需要適當攝取像雞胸肉等安全肉類的理由就在這裡了。

在減重時期時常產生的情緒就是煩躁或憂鬱。很多女性對於這樣不愉快又陌生的情緒感到徬徨，嚴重者甚至陷入「我究竟為什麼這麼不幸？」的悲觀想法中。可是這並非病態的現象，純粹只是適應期出現的暫時狀況而已。身體一旦導正了物質代謝或營養均衡，賀爾蒙系統也會依循這樣的循環轉為正常化，如此一來，煩躁和憂鬱症狀就會消失無蹤，反而會更關注下降的體重，並產生享受這個過程的心理應對能力。

CHAPTER 3　味覺戒斷作用之應對訓練

02　彷彿戀愛時的**欲擒故縱**讓**味覺由我主導**

以減重科學的角度來看，欲擒故縱的菜單或許看起來是位於灰色地帶的策略，可是這對於反覆減重失敗的人以及壓力大又需要減重的人而言，欲擒故縱菜單有可能會是他們面對現實情況最好的對策。

對韓國人來說，減肥過程最大的敵人是充滿壓力的生活環境以及妨礙減重的大大小小障礙。在經濟合作暨發展組織（OECD）的國家之中，韓國的自殺率、幸福指數、職務壓力等和壓力相關的所有數據都是最糟的，早已是家喻戶曉的事實了。

由此可見，在壓力如此嚴重的情況下要將壓力拋諸腦後，勢必只能找尋快樂的材料──成癮性美食。減肥者為了應對滿溢出來的生活壓力，往往將本該集中於減重的心力消磨殆盡，加上聚餐、和朋友見面、三不五時慶祝之類的狀況，只要稍微吃少一點點，身邊的人看到就會開始問：「你沒胃口啊？」「剩飯菜的話會遭天譴喔！」，弄得自己心煩意亂。

這種情況短則幾週，長則需要持續數月，才有可能毫無困難地確實進入減重的馬拉松，就像駱駝可以進入穿針孔，不可能不困難。

少數人可以在預定的期間內無論碰到什麼困難都能發揮如超人般的忍耐力，告訴自己背負必須成功減重的義務，而大部分那樣的人反而會被自己給予的負擔給壓垮導致中途放棄，所以我會向這樣的人提出「欲擒故縱菜單」的方案。

就如同戀愛時需要欲擒故縱，要能順利進行減重計畫，欲擒故縱也是必要的。**在「擒」的策略中，是在自我掌控力強的時候所產生的「專注力」。在「擒」的過程中，必須維持本人所設定的減重強度，大部分會採取「半式」或「完全去除式」來實行，要減少到什麼樣的程度就看本人的意志了，而縮減的程度根據當事人的生活環境、心理素質、健康狀態來做考量，可以彈性調整 30～80％ 左右。**

但須注意不能只是一昧地用力拉扯自己，有時候也需要稍稍推開並適當觀望情勢。至於「縱」的菜單，也就是所謂的「寬容期」，比起追求減重速度，更注重緩和壓力的部分。寬容期的菜單比當初設定的減重強度會更加寬裕一些，比「擒」時能攝取的量要來得多一些，或者允許稍微吃一兩樣成癮性食物。

CHAPTER 3　味覺戒斷作用之應對訓練

「擒」時期（專注期）的訓練原則

1. 徹底淨除所有嘴饞時會吃的食物或點心。冰箱或餐櫃裡面的即食品也須一律清空。

2. 三餐必須規律進食，而且吃完還必須要有一點點餓的感覺。如果完全不覺得餓，代表你並沒有在縮小胃口。

3. 餐與餐之間禁食任何點心或偷吃。

4. 每天必須至少喝 2 公升以上的水來填滿空腹感。如需要咀嚼感，請嚼食不具甜味（不含糖）的蔬菜或口香糖。

5. 在專注時期絕對禁止出入居酒屋、餐館或便利商店。

「縱」的時期（寬容期）的訓練原則

1. 訂定在寬容期間想吃的食物種類和量。

2. 三餐一樣規律進食，飯後不能吃到需要鬆皮帶的程度，請維持約六七分飽，還有點餓餓的程度。

3. 將寬容期間的食物種類，慢慢地把以前愛吃的不良食品轉為有品味的專業料理。

成功減重最重要的美德是持續性和健康性，從那樣的面向來看，欲擒故縱菜單需要智慧做有效率的安排。如果把渴望放第一，會降低持續執行的可能性，或因為過多的壓力而迫害到健康。

欲擒故縱菜單可以自行訂定內容後實行。如果你是味覺衝動非常嚴重的人，那麼把專注期訂的太長反而是種浪費，寧願一天實施專注期的菜單，一天實施寬容期的菜單。

熟悉了這些之後，每三天至一周就能進行一次。每三天就是間隔三天進行一次欲擒故縱法，每七天就是間隔七天進行一次欲擒故縱法。減重的主動性和忍耐力讓專注期持續多久，就代表味覺均衡的能力有多高。尚未經過訓練的減重者，在專注期的節制過程中有可能會覺得非常辛苦，這是來自食慾的欲求不滿，好不容易才累積來的味覺矯正有可能像鐘擺一樣重新回到過去的狀態。

欲擒故縱菜單能適當地撫慰和縮小胃口，並確切傳達「我正在減肥」的訊息給腦胃，教育它不可輕言放棄。

如果將中毒的味覺棄之不顧太久，就會開始追求放縱，久而久之想要跳脫這樣的狀態就只能做夢了。在個人能力允許的範圍內，寬容和控管並進才是最理想的味覺訓練訣竅。

CHAPTER 3 味覺戒斷作用之應對訓練

專注期菜單範例（1400 大卡）

	星期五		星期六		星期日	
	菜單	份量	菜單	份量	菜單	份量
早餐	堅果營養飯 菠菜大醬湯 鹽烤鯖魚 糯米椒炒小魚乾 白菜泡菜	2/3 碗 1 碗 1 碟（1 小塊） 1/2 碟 （小魚乾 1/6 杯） 1/2 小碟	糙米糯米飯 馬鈴薯洋蔥湯 雞胸肉豆腐丸燉咖哩 豆芽小黃瓜醃菜	1/2 碗 1/2 碗 4 顆 1 碟	糙米糯米飯 蛤蜊湯 醬漬帶魚 涼拌芝麻菠菜 白菜泡菜	2/3 碗 1/2 碗 （蛤蜊 1/3 杯） 1 碟（1 塊） 1 碟 1/2 碟
午餐	紅椒蕈菇蓋飯 芝麻海帶湯 涼拌花椰菜豆腐	2/3 碗 1/2 碗 1 碟 （豆腐 1/4 塊）	糙米飯 牛肉蘿蔔湯 鹽烤鮮魚沙拉 昆布捲	140 克 (2/3 碗) 1 碗 （牛肉 1 塊） 1 碟 （鮭魚 1 塊） 1 碟	糙米糯米飯 秋刀魚泡菜鍋 花椰菜炒蝦 小黃瓜桔梗生菜	2/3 碗 1 碗（魚 1 塊） 1 碟（蝦 5 隻） 1 碟
晚餐	黑豆粥 醬漬鮑魚 蔬菜蒸蛋 白菜泡菜	2/3 碗 1/2 碟 （鮑魚 1 塊） 1/2 碗 （雞蛋半顆） 1/2 小碟	胡麻油豆腐拌飯 魷魚湯 涼拌時蔬蒟蒻	2/3 碗 （豆腐 1/5 塊） 1 碗 （魷魚 1/6 份） 1 碟	小魚干飯糰 豆腐大醬湯 高麗菜絲	2/3 碗 （小魚干 1/6 杯） 1 碗 （豆腐 1/5 塊） 1 碟

寬容期菜單範例（2000大卡）

	星期五		星期六		星期日	
	菜單	份量	菜單	份量	菜單	份量
早餐	糙米雜糧飯 青江菜蛤蜊湯 韭菜煎蛋 涼拌金針菇	1碗 1/2碗 （蛤蜊1/6杯） 1碟（蛋1顆） 1碟	糙米糯米飯 清麵醬湯 清蒸黃太魚 涼拌豆苗茄子	2/3碗 1碗 （清麵2大匙） 1/2碟 （1/2塊魚） 1碟	糙米雜糧飯 莙蓬菜大醬湯 鹿尾菜豆腐醃菜 糯米椒炒小魚乾 白菜泡菜	1碗 1/2碗 1碟 （豆腐1/2塊） 1/2碟 （魚干1/3杯） 1/2碟
點心	低脂牛奶 小番茄 蒸地瓜	200ml 20顆 1/2個	低脂牛奶 奇異果 玄米麻糬	200ml 1個 3個	低脂牛奶 蘋果 蒸馬鈴薯	200ml 1/2顆 1顆
午餐	洋菜凍醃菜 黑芝麻涼拌豆腐沙拉 低脂牛奶	1碟 1碟 （豆腐1/5, 芝麻一大匙） 200ml	涼拌橡果實凍 雞胸肉雞蛋涼菜 低脂牛奶	1碟 （橡果實凍1塊） 1碟 （雞胸肉2塊, 菜多） 200ml	嫩豆腐芽菜拌飯 牛肉蔬菜捲 低脂牛奶	175克 （嫩豆腐1/2塊） 1碟 （牛肉1塊） 200ml
點心	草莓 黑麥麵包	7顆 1個	柳橙 蒸玉米	1/2顆 1/2根	番茄 地瓜圓	1顆 3粒
晚餐	糙米雜糧飯 豆渣湯鍋 涼拌芝麻雞胸肉 青江菜苗	2/3碗 1碗 （豆渣2大匙） 1碟 （雞胸肉1塊） 1碟	糙米營養粥 嫩豆腐鍋 小黃瓜生菜	2/3碗 2/3碗 （豆腐2/3袋） 1碟	糙米雜糧飯 芝麻蘿蔔湯 桔梗根魷魚絲醃菜 泡菜蒸鯖魚	2/3碗 1碗 1碗 （魷魚1/3份） 1碟（鯖魚1塊）

CHAPTER 3　味覺戒斷作用之應對訓練

03　別錯把**飢餓**與**口渴**混淆了

　　味覺中毒者們最大的一項弱點就是討厭喝水。來訪醫院的肥胖者在營養評分上的共通點就是對水的排斥感，甚至是嫌惡感，尤其是女性們這樣的傾向更是明顯，而討厭水的理由就是起因於味覺中毒。

　　味覺中毒被「盡可能在最短時間內將味覺快感供給最大化」的原則所填滿。因此味覺中毒使他們變得極度厭惡只讓肚皮撐著平乏無味的水，因為喝水期間，成癮性食物要趁虛而入並不容易，如果胃被水填滿了以後，它們要塞入的空間就變少了。

　　我們下意識說出的「連喝水的時間都沒有」的言語，其實可能就是味覺中毒巧妙進行的隱蔽作用，再加上水會阻礙味覺中毒試圖欺騙和馴服大腦的過程。如果身體進入脫水狀態，大腦雖然向口渴中樞發出「渴」的訊號，中途卻會被進食中樞攔截，把口渴的訊息錯改成飢餓的訊息，於是就會覺得肚子餓，該吃東西了，而此時身體的滲透壓又會變得更高，然後就會感覺更加口渴。

程序為「口渴現象→誤認為飢餓的訊號→進食→強化口渴→飢餓」。肚子餓的錯覺訊號和口渴的捉迷藏遊戲持續發生。充足的水分攝取會讓飢餓中樞壓抑口渴中樞，並讓味覺的貪欲從源頭開始被封鎖。

那麼水只對於想要治療味覺中毒或減肥者來說才重要嗎？對於一般人來說適量的水分攝取是不是沒必要呢？答案當然是「否」。平常時就要攝取適量的水才能避免肥胖的病根──味覺中毒，以及避免危害韓國人健康的其中一個最大公敵──慢性脫水的最好預防措施。

身體裡有 70％ 以上的水所組成。水是維持細胞、血液循環、排出老廢物質、發散體熱、維持體液的酸鹼值等不可或缺的重要角色。

在夏天，以成人的標準來說一天需攝取 2.4 公升的水，而韓國男性平均一天攝取 1 公升、女性攝取 0.8 公升左右而已，在普遍迴避喝水的冬天情勢更是不佳。

韓國人現今已陷入人人飲水不足的窘境中，醫學上稱之為「慢性脫水」。所謂的慢性脫水，指的是缺乏人體 2％ 以上的水並長達 3 個月。以體重 60 公斤的人來說，身體裡的水缺乏 800 毫升左右的時候即可稱為慢性脫水。大多數的人其實都在慢性脫水的狀態，許多人連每日飲水需求量的一半都不到。韓國人疾病和壓力的主因其實也能歸咎於慢性脫水。

CHAPTER 3　味覺戒斷作用之應對訓練

　　慢性脫水會招致身體機能低下和各種疾病。水在能量代謝中扮演著潤滑油和訊息傳遞者的角色。另外水會直接參與製造消化酵素，所以慢性脫水會導致消化困難。還有水在排便活動中就是擔任潤滑油的角色，如果缺水就容易便秘。再加上細胞代謝過程中，當營養素分解時，水是將毒素排出的必要成分，因此身體裡的水如果不足，不僅產生新的能量變得困難，體內所累積的毒素也會囤積在各個器官中而影響器官功能。所以不太喝水的人，大多沒什麼精神，充滿疲累感的原因就在於此。

　　肥胖者大多會經歷慢性脫水，因為身體缺乏分解脂肪時必須的水分，而肥胖者攝取的水量往往不到平均值，再加上肥胖者們往往太習慣以進食來緩解口渴的現象，於是讓情況惡化的更嚴重。常常喝水對於減重相當有效，首先胃液會被稀釋，便能阻止胃液快速的刺激食慾中樞。

　　水喝越多越好，同樣地常跑洗手間也是件好事。不愛喝水的人對於喝水的條件總是挑三揀四，除了裝水的容器以外，還會挑剔水質，不是任何水都能接受。

　　對於喝水有那麼多苛刻的條件是不應該的，因為不管是哪種水，有喝總比沒喝好。如果因為沒有好的水就寧願忍住不喝，反而是讓身體狀況扣分的行為。

　　當然，生水比富含添加物的飲料對身體好，不管是淨水

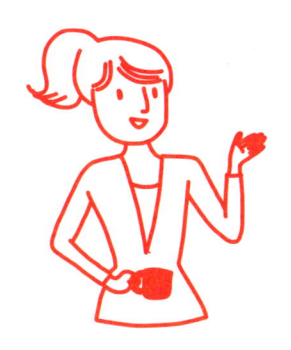

器的過濾水，或者是煮過的水，都請毫不猶豫地喝下吧。若情況不如意連自來水也可以喝。就某種層面來看，自來水其實也比軟性飲料、咖啡或綠茶好。一天要喝到 2 公升水，用大玻璃杯來計算大約是 9 杯，以人清醒的時間來算，大約每小時要喝 1 杯才有辦法喝足這樣的量。

　　尤其是夏季，基於出汗是水分大量消耗的因素，每小時至少需要喝 2 杯的水，運動時也一樣要喝到 2 杯。口乾舌燥的感覺是身體發出的重要訊號，因此請在最短時間內解決口渴問題，即使每小時喝 2～4 杯也沒關係。如果是糖尿病患者，水分不足的情況下血糖會上升的非常快，因此每小時都必須喝 2～4 杯以上。

　　對於身體水分是否有被充分供給的判斷基準就是口乾舌燥和小便顏色，越沒有感覺到口渴越好，小便顏色越清澈

透明越佳。喝很多的水也是使身體接受慣性法則的支配，只要反覆練習一星期左右，便能享受白開水平淡而純粹的味道，反而會變得開始討厭混濁的飲料。

用小便顏色來判斷適量水分攝取法

#	顏色	說明
1	淡黃色	如果在 1, 2, 3 等級的顏色，只需要適量攝取水分即可
2		
3		需留意水分攝取狀態，並持續供給水分
4		到等級 4 以上，就需要注意小便顏色了
5		有脫水而引發副作用的疑慮
6		
7		請立刻喝水！
8	深黃色	

柳橙汁或果汁沒那麼糟，但其實這些飲料中含有需要消化器官協助代謝的「食品」類物質，需要消化器官來協助代謝。當然它們比水含有更多的卡路里，在身體裡的代謝過程也較為繁複。

只是現榨鮮果汁有其他的優點。鮮榨果汁對於補充韓國人所缺乏的纖維質或營養素的效果相當卓越。如果想要藉由水以外的其他飲品來補充不足的水分，可以選擇鮮奶或優酪乳之類的鹼性飲料，或西瓜、哈密瓜等含水量豐富的水果也行，它們對消化器官造成的負擔較少，並對於維持身體的酸鹼值有幫助。

混合各種添加物的飲料，會有增加食慾或容易讓人上癮而引發肥胖的疑慮，想喝這樣的飲料來取代喝水實在不是一個明智的選擇。反而喝完這樣的飲料還需要另外喝冰水來稀釋它的味道，因為讓飲料的味道一直留在口中，食慾就會增加。另外由於飲料本身就是加工食品，若不想增加腸胃的負擔，最好立刻接著喝 2 杯水。如果喝了 1 杯咖啡，就請養成馬上接著喝 2 杯水的習慣吧。

味覺矯正時 1 日水分攝取建議量

體重的 4%

（以 70 公斤成人計算：2500 ～ 3000 毫升／日）

04 只要撐過 **3分鐘**
味覺衝動就會減少一半以上

　　常說戒菸中的人如果突然湧出吸菸的慾望只要忍10秒鐘就會重新考慮，而想吃成癮性食物的時候也一樣，再撐一下給自己重新思考的時間也是必要的。

　　受到味覺中毒刺激的舌頭早已習慣了即刻性的補償，也就是說一定要迅速的回應需求才能獲得滿足的貪心鬼，如果不趕快回應就會以非常兇暴和固執的方式刺激中毒中樞來滿足貪欲。而猖狂的另一面是放棄也相當的迅速，只要有一點點延滯的跡象，這些鬧彆扭的步伐就會回轉，就像必須立刻將足以燎原的星星之火澆熄。味覺中毒是「慾望要求→慾望滿足」的反應速度愈快就會愈發強化。

　　以近似的例子來說，吸菸成癮的主嫌是尼古丁，而治療戒菸用的尼古丁貼片卻供給尼古丁的理由就在於此。與7～15秒內從菸氣中傳入大腦的尼古丁不同的是，尼古丁貼片是透過皮膚，以非常緩慢的方式來供給尼古丁，正因如此，尼古丁受體中性情急躁的中毒中樞就不可能被滿足，意即尼古

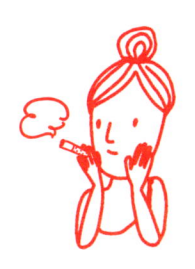

丁貼片慢慢地供給尼古丁，人體內的尼古丁受器就按照順序一個一個被填滿，所以人們就能從此遺忘渴望吸菸的感覺了。

與其相反的是，在很短的時間內滿足大腦尼古丁受體的菸氣，會持續地強化人體對尼古丁的成癮性，所以要移除對尼古丁的欲求，只要忍耐那「絕對的 15 秒」，就能獲得理性壓制成癮大腦的力量和餘裕。

味覺中毒也是相同的道理，只要有一次輕輕地推著自己撐過去，味覺就再度找回一次平靜，和尼古丁氣體比起來，關鍵在於時間有多長。為了勝過味覺中毒的誘惑，拜託請堅持 3 分鐘。味覺衝動如泉水般湧出的時候，希望您能立即使用以下說明的「思緒終止訓練」。

平時如果訓練完備，情況會有利許多。因此請提前實行一天至少一次以上的訓練。

CHAPTER 3　味覺戒斷作用之應對訓練

思緒終止訓練的守則與方法

1. 一開始最好在安靜的空間裡，以寂靜的姿態進行。

2. 必須確定這不會有其他人來打擾的空間，因為無論如何都會意識到他人的視線。為了完全的投入，請選擇不會受到干擾的安靜場所。

3. 以最自在的姿勢坐下或站立，闔上眼睛，努力清空腦海中的雜念。將原本套在手上的橡皮筋彈一下或拍一下手掌，對於終止思緒有所幫助。

4. 如果腦海中浮現了食物相關的想法，就集中精神告訴自己「不要想！」。就算這樣還是會想到，就請大喊「停止思考！」。熟悉了之後，只要在心裡默喊就可以了。維持放空狀態約 10 分鐘，當思緒試圖要跑進來的時候請強力制止，並在心裡大喊「我對你沒興趣，快消失」。雖說闔眼進行訓練是正規作法，但也可以看著森林、花盆或影子之類的事物進行訓練。

5. 第一次進行 5 分鐘也很好，之後慢慢將時間拉長，試圖延長到 30 分鐘。

6. 熟悉之後，專注於自己的呼吸，便能自然清空腦中思緒。

7. 熟練者甚至可以嘗試到人很多的地方或森林深處之類的地方練習。邊走邊清空腦海，就能完全融入於周圍的風景當中。

與思緒終止訓練一起活用的優良生活習慣改造戰略

- 將咖啡等含有咖啡因的飲料換成綠茶、優酪乳、果汁等，比平常多喝一兩杯左右來增加水分攝取。
- 只用非慣用手來偷吃解饞。
- 在平常不容易看到的地方放置食物。
- 隨身攜帶切好的水果或蔬菜，在味覺衝動湧出時吃。
- 如果味覺衝動來了，就用冷水洗手或洗臉，深呼吸10次，或刷牙也行。
- 在手腕上套一條橡皮筋。如果味覺衝動出現，或者下意識地吃起成癮性食物，用橡皮筋彈一下自己。
- 如果味覺衝動出現，就將冰塊放入口中，或暫時含一下冰水，來給予必要的刺激。

CHAPTER 3　味覺戒斷作用之應對訓練

05　允許**一週中**有一餐可以**盡情享食**

　　允許一周中享有豐盛的一餐是「以退為進」的作法。以長遠角度來思考，不但可以滿足慾望，還能夠很有效率地達到減重的鬼點子策略。

　　我從減重失敗的人們身上發現一個共通的特徵──「心理壓抑」。不管從自己或是社會關係而來的壓力，一而再再而三地壓抑著，到最後就會生氣，滿到一定的水平線之後就會轉為憤怒，問題是減重過程中所承受的壓力必定也會碰上這樣的瓶頸。一部分的減重者們不斷的忍耐，結果就是爆發，而那個代價不僅殘酷，時而也會令人感到徬徨無助。花了一個月的時間辛苦地減了 3 公斤，往往只因為一個晚上的暴食立即回到原本的狀態，問題是這樣的事情不會只發生一次就解決，而是透過無法抹去的空虛感和挫折感在內心深處留下陰影。因此，想再次挑戰和重新站穩腳步的心力早已從源頭被根除了。

　　韓國式減重，在特定的期間內吃豐盛的一餐有必須的理由，那是基於一種韓國固有的「火病」關係。

全世界只有韓國人帶有火病這樣的疾病。火病是因為壓抑而衍生出來的病症，面對味覺中毒而產生的貪食慾望，同樣也不給予喘息空間，只顧著壓抑，終究也會導致火病。

火病會招來更強烈的慾望。若一再壓抑想吃的欲念，一開始可能會像金屬彈簧一樣漸漸地蜷縮起來，但是想一想，如果要持續地按壓金屬彈簧其實非常費力，到最後只要你的力量變弱一點，彈簧就會用好幾倍的力量反彈回來。

味覺衝動也同樣如此。一開始無論如何都想把食慾壓下來，可是到最後卻爆發更強的味覺衝動。斷斷續續地節食，體重也減不了多少，卻累積成了減重的火病，最後因為濫用成癮性食物而走上回頭路的人不計其數。正如格言所說，為了抓臭蟲而把整間屋子燒毀一樣。如果可以先發制人，用不會太過分的好食物來討好、撫平壓力，就變成能有效防止巨大失敗的明智辦法。逐漸地每當受到壓力時，選擇好的食物就變成有助於減重的事情。因此**我一定會再三地叮嚀味覺矯正訓練的監護人，一週要讓孩子們盡情吃一次他們想吃的東西，當然對成人來說也一樣，至於豐足一餐的條件如下述。**

- 一定要美味。如果不美味無法填滿心理上的空虛感。
- 一定要是低熱量。過高的卡路里可能會強化當事人對於豐盛餐的排斥。

CHAPTER 3 　味覺戒斷作用之應對訓練

■ 一定要能提供飽足感。因為飽足感能減少心理上的空虛。
■ 要能漸進式的變化口味。
■ 要能透過咀嚼作用來解除壓力。

　　要滿足這樣條件的食物，大致上就是蔬菜和水果了。首先，蔬菜和水果從非加工品的角度來看是很理想的，而且抗酸化效果卓越，對於減輕壓力也有很大的幫助。可是構成豐盛一餐的核心原理在於「自我的喜好」。假使含鐵量高的水果無法符合自我喜好的條件，那果斷放棄也無妨。無論如何最重要的是，豐盛餐必須是個人喜歡的食物，這點請各位千萬別忘記了。再怎麼樣對減重好的或者是別人喜歡的食物，只要無法解決當事人的口慾都是白費力氣。

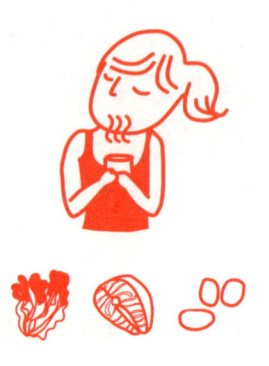

豐盛餐的寬容法則

1. 一週僅限使用一次。如果更頻繁會使人不安。但是當豐盛餐給予的滿足感越來越遲鈍，減少次數也無妨。

2. 請毫不憐惜的使用，並盡量選擇最好吃的食物。即便是外食也沒關係。

3. 吃之前不需要再刻意限制自己。為了好好吃豐盛的一餐，請不要在現在的節食中又縮減食量，不然享受豐盛餐的時候，反而會增加吃過多的可能性，就算沒有吃過多，節制的很好，也有可能會提升豐盛餐給予負擔的疑慮。

4. 吃了之後不需要過度嚴苛地限制自己。豐盛的一餐並不是為了養大各位的罪惡感，而是能成功減少貪吃慾望，並使味覺中毒遲鈍化的好方法。如果過度限制這一餐的食量，就已經在豐盛的一餐貼上「一點也不值得開心」的標籤了。

CHAPTER 3　味覺戒斷作用之應對訓練

06　聰明地**選擇**「Slow-food」並「Slow-eating」

　　減重失敗除了味覺被成癮性食物吃得死死的，另一個理由是沒有調整中毒傾向的自我掌控力。

　　自我掌控力即是延遲滿足的能力。所謂延遲滿足能力，就是透過某種行為獲得滿足的時候，當事人能顧慮到各種情況和問題而延遲獲得滿足對象的能力。延遲滿足能力強的人，具有高度自尊心和情緒管理能力以及對未來的樂觀態度；自尊低落的人，比起追求成就反而追求當下的快樂，且對未來不樂觀，因此追求的是現況的安樂。

　　自我管控能力弱的人，最大的特徵是追求迅速的滿足行動。延遲滿足的能力越好，越能增加自我管控能力，就能脫離成癮現象而重獲自由。因此，味覺中毒減重治療的核心就是「緩慢」以及「慢食（slow-food）」。

　　小學六年級的英珠，最近的煩惱是比同儕多出 15 公斤以上的體重。英珠媽媽看到女兒比同儕還要胖，雖然心裡有些難受，但總帶著「過段時間應該就會好轉了吧！」的想法來安慰自己，直到幾個月前才意識到這個問題的嚴重性。原

本個性溫順乖巧的英珠居然開始對媽媽發神經質，頂撞的情況也經常發生。

在醫院見到的英珠對於自己的外貌多少有些自卑。看樣子周邊的朋友們時不時會說些和她體重相關的話，過分一點的小孩甚至會叫她為豬公主或胖胖來開玩笑，害她難過得更想吃甜食。英珠經過檢查後診斷出是中等程度的甜味中毒傾向。

對英珠來說，這些甜食有兩項負面的影響。第一，由於甜食熱量高，即使吃的量都一樣，還是會有增加體重的結果。第二，甜食的成癮性強，會惡化孩童的味覺中毒症狀。

吃了甜食之後，一開始會讓心情變好並舒緩壞心情。不過受到碳水化合物給予補償性快樂的誘惑後，到某個時機點會反覆攝取過多，隨著時間拖得越長，心情的起伏就會越來越嚴重。

雖然吃了甜食心情會立刻變好，但這時就開始促進胰島素分泌，讓血糖降低引起了不安感、焦躁感等加強了戒斷症狀。而碳水化合物為了解除戒斷症狀，會讓人再度找甜食吃。

英珠對媽媽發脾氣、情緒變動劇烈的時候，不是從朋友口中聽到自己胖，就是吃太多甜食的晚上。

CHAPTER 3　味覺戒斷作用之應對訓練

現代人無法健康其中一個最重要的理由就是「太喜歡吃柔軟的食物」。我們現在偏好的口味大多傾向於不需要咀嚼幾下就能輕鬆吞嚥的食物。容易吞嚥的食物非常符合想迅速又大量吃的慾望。

尤其是柔軟又容易吞嚥的食物會讓味覺變得更加焦急。只要味覺變得焦急，吃過多和暴食就會隨之而來。有壓力的時候，味覺就會伴隨焦急症，推著我們去尋找柔軟食物來嘴饞一番。相反地，韌性較高、多少有些粗糙堅硬的食物則會培養味覺的耐性。各式各樣的蔬菜、含有胚芽的穀類、整顆的水果等等都需要較長的咀嚼時間。

一開始雖然會覺得有些不耐煩，但養成慢慢吃的習慣之後，才能重新感受到長久以來早已遺忘的食物原味。舉例來說，糙米雜糧飯即便咀嚼 30 次以上都還有咀嚼的空間。人們不愛吃的其中一項食物──生高麗菜，同樣也是咀嚼 20 以上會吃出一種說不上來的新鮮味道和天然的甘甜。

慢食（Slow-food）和速食（Fast-food）的差異是用多慢的速度去傳達飽足感。慢食給予好的飽足感，能夠滿足上述 90％ 的舒適飽足感；而速食提供壞的飽足感，是必須鬆開皮帶那種將胃過度撐大的不舒服飽足感。

味覺中毒者們沉醉於腦部分泌的多巴胺或腦內啡，因此他們對於壞飽足感為身體所帶來的痛苦採取忽視或迴避的

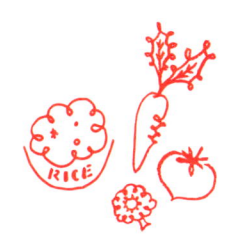

度。到目前為止如果你是還沒有辦法延遲享受的味覺中毒治療者，希望您能先用好的飽足感來對待自己，即慢食所帶來的優良飽足感。即使想把胃 100％ 撐滿，用蔬菜和水果填滿亦足矣。蔬菜和水果等慢食不但可以提供充分的飽足感，還因為熱量低，即使吃很飽也不會有造成肥胖的危險，且能達成味覺的均衡，對味覺掌控力不會有壞處。蔬菜和水果中的水分，甚至有助於適當緩衝肚子餓所產生的誘惑。

更何況以纖維質為主的慢食也因血糖的數值變動較少，能有效避免暴食的情況。升醣指數（吃同樣的食物，血糖上升程度）低的食物，能避免用餐後胰島素過度分泌，減少餐與餐之間的空腹感並防止體脂肪囤積。相反地，以動物性脂肪或高升醣指數碳水化合物為主的速食，會強化餐與餐之間的飢餓感，並促進碳水化合物形成脂肪。

當然，飽足感並不全然是件壞事，但是過度依賴飽足感會讓人不小心掉入味覺中毒的陷阱，難以從中逃脫。為了成功逃離味覺中毒的掌控，我們有必要明智地選擇給身體好的飽足感。

CHAPTER 3　味覺戒斷作用之應對訓練

追求過多的空腹感會加強心理上的剝奪感與不安。空腹感太強甚至連體內賀爾蒙的運作都被打亂。生理時鐘會根據飽足感與空腹感的週期性變動，與飢餓素、瘦素協力維持身體的平衡。倘若打亂它們的運作往往會導致暴食的結果。掌握飢餓素和瘦素的重心就能擋下暴食和吃過量的衝動，而這個對策就是一再強調的「慢食（Slow-food）」。

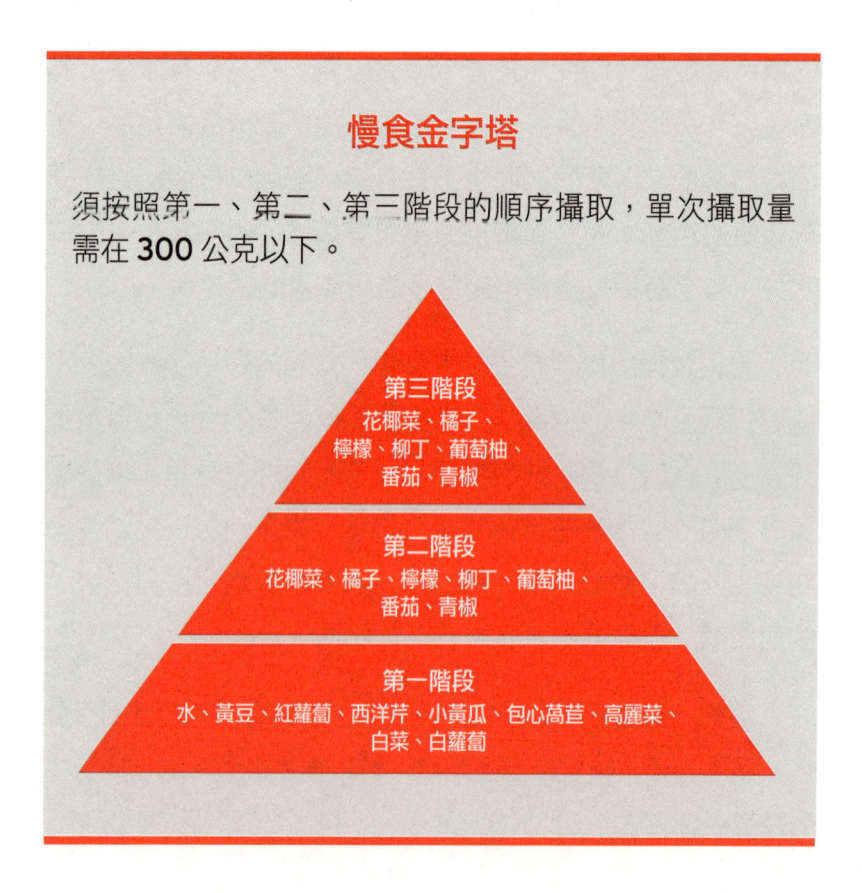

慢食金字塔

須按照第一、第二、第三階段的順序攝取，單次攝取量需在 300 公克以下。

第三階段
花椰菜、橘子、檸檬、柳丁、葡萄柚、番茄、青椒

第二階段
花椰菜、橘子、檸檬、柳丁、葡萄柚、番茄、青椒

第一階段
水、黃豆、紅蘿蔔、西洋芹、小黃瓜、包心萵苣、高麗菜、白菜、白蘿蔔

如果慢食（Slow-food）結合緩慢進食（Slow Eating），就再也沒有什麼好怕的事了。緩慢進食的優點是不需要額外的任何工具，只要具有懂得吃的哲學和決心，馬上就能實踐。

韓國有一種很棒的工具能幫助緩慢進食，那就是筷子。用筷子吃飯能自然而然地避免食物快速進入胃裡，以及防止過量進食和「快速用餐」的好工具（用筷子吃飯的效果和原理，請參考本書第一章〈味覺的反撲──味覺中毒者無法細嚼慢嚥〉中有詳細說明）。

造成韓國人味覺中毒最大的原因是「湯鍋餐」，它的敵人就是「筷子餐」。誘發高血壓和肥胖最輕而易舉的方法就是「喝湯」。大部分味覺中毒者們在用餐時只要沒有湯可以配就覺得食不下嚥。而他們愛喝的魚卵湯裡面大約含有 5 克的鹽，泡菜豬肉鍋大約含有 3 克的鹽。

湯鍋裡面含有最多鹽和脂肪的部分就是湯汁了。可是很多人吃湯鍋非得要把湯汁喝到一湯匙都不剩，那可以算是「鹽巴餐」了。

只用筷子吃飯，湯汁很自然會留下來。筷子餐才是能讓人吃得少又兼顧清淡一舉兩得的用餐法。

07 提升**胰島素**的敏銳度

我認為胰島素才是顯現身體機能的關鍵,稱為未來健康的度量衡也當之無愧。常常幫來醫院的肥胖成人和孩童檢驗胰島素濃度,而大部分肥胖者的身上都顯示胰島素濃度增加。

胰島素是身體接受能量來源——葡萄糖之後負責發出信號的賀爾蒙。但是當胰島素受體的能力下降,細胞無法好好接收信號就會導致身體中的血糖雖然很高,但真正可以使用的能量卻不足的現象,此身體症狀稱為胰島素阻抗性。

血中胰島素濃度增加的狀態稱為高胰島素血症。身體裡面的胰島素濃度很高,反過來講就是代表單位胰島素的機能不佳,所以必須分泌比正常還多才能達到以往的效果。而人一生當中可以製造的胰島素是固定的,因此如果在早期就消耗太多,隨著時間流逝胰島素就會越顯不足。

胰島素的機能隨著年紀的增長以及不好的生活習慣會快速惡化好幾倍,而這樣胰島素效率低下的狀態就稱為胰島素阻抗性,是易導致高血壓、糖尿病、高血脂症、脂肪肝等成人病的生理機轉。韓國成人病爆發增長的事實,的確就是

因為胰島素阻抗性的蔓延。當然胰島素阻抗的背後藏的即是味覺中毒。託人體遺傳基因的福，身體為了留住攝取的卡路里，會在過量進食的時候讓胰島素大量分泌。數萬年來在饑餓的時代生存下來的人類，理所當然地會進化成這個樣子。

大量分泌胰島素會讓身體接收血液中的葡萄糖，並儲存在肝臟或脂肪細胞當中，為未來不時之需做準備。但諷刺的是，身體卻因此在下一餐當中感受到更強的飢餓感。

對於生活在「飲食天堂」的現代人而言，不像遠古人類那樣好幾天、好幾個月才能碰上一次幸運的豐富食物，只要打定大吃的主意，無論何時都是可行的事情。最後一次的過量招來下一次的過量，「吃過量——胰島素分泌——肚子餓」的胰島素消耗循環，最終讓胰島素分泌機能產生問題而引發糖尿病，完全印證「有過之而無不及」這句話。

愈是沉浸在中毒行為當中就會引發愈大火苗的真理，在胰島素上面也是通用的，而那兇手就是大吃文化。對於小時候曾經歷過非常飢餓的壯年以上世代的人而言，平日享受過量進食的愉悅似乎如宿命般是無法迴避的事實。但是韓國人的胰臟 **Beta** 細胞大小不到西方人的一半，也就是說承擔持續過量進食的遺傳體質先天不足，更何況如雨後春筍般的西洋飲食菜單才真正的是火上加油。飲食天堂的現代環境，碰上韓國人的遺傳特質，才有辦法讓情況嚴重到稱得上是糖尿病大國。

CHAPTER 3 味覺戒斷作用之應對訓練

因此,將胰島素阻抗性轉變為胰島素敏感性的工程才是百姓健康的第一步。

韓國人的胰島素保護地圖

為了維護健康的胰島素功能,檢查時所驗出的糖化血色素或空腹血糖值越低越好。因此血糖檢驗結果在正常範圍,千萬不要洋洋得意,應該要為了維持在更低的水平更加細心努力呵護。

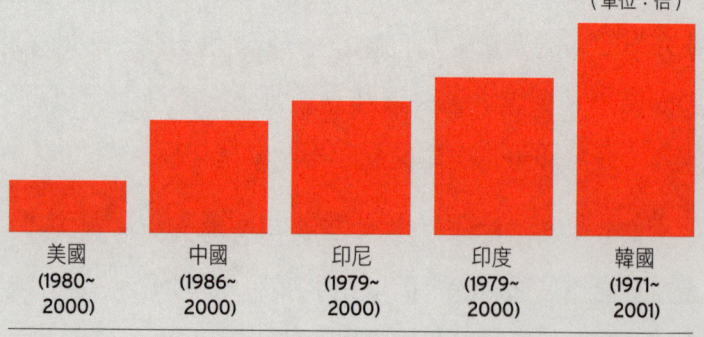

主要國家的糖尿病患者增加率

(單位:倍)

美國	中國	印尼	印度	韓國
(1980~2000)	(1986~2000)	(1979~2000)	(1979~2000)	(1971~2001)

資料:基督教醫大

韓國人的糖尿病增加率是 OECD 國家中排名第一。從許多情況看來,中國要超越韓國的可能性雖然非常高,可是事實上卻出現了令人不甘心的指標。陡峭的糖尿病增加率當中還藏有世界級水準的肥胖增加率。

1. **胖或內臟脂肪過高的人，具有家族遺傳性糖尿病的人，高血壓或高血脂症、脂肪肝等帶有代謝症候群素質的人，過度吸菸或飲酒等具有提高胰島素阻抗性生活習慣的人，請務必定期檢驗血糖和糖化血色素。**

2. **空腹血糖值，在罹患糖尿病之前的階段就已經迅速往 100mg/dL 移動，請立即關注胰島素的保護。**

3. **務必規律實行提升胰島素性能的有氧運動。** 胰島素在運動的時候會被純化，且在有氧運動時它的效率和敏感性也會被提升。請專注於運動一週三次以上，一次 30 分鐘以上，而運動的強度大約在微微出汗或稍喘的程度最為恰當。

4. **為了防止胰島素的週期性耗損，請嚴格遵守吃八分飽的食量控制，以及規律的用餐時間。**

5. **為了改善胰島素阻抗性，過量飲酒和吸菸都請三思，且務必避免壓力。** 尤其是菸酒容易引發胰臟炎，使分泌胰島素的細胞功能弱化。

6. **萬一在糖尿病前的階段，或者糖化血色素超過 6%，就需要採取比前述更積極的行動。**

7. **即使熱量相同，請選擇不會讓血糖上升太多的食物，這就是 GI 值的概念。** 即使熱量一樣，會讓血糖上升幅度大的食物大多會誘惑味覺，而大多數愈不好吃的食物反而對健康愈有益。

8. **韓國人的肥胖與碳水化合物的攝取有密切關連。**和想像中不同的是,肥比起攝取其他營養素,肥胖者更執著於攝取碳水化合物。誤以為吃碳水化合物會比吃肉還健康的人也很多。而多餘的碳水化合物會被胰島素轉為脂肪的事實,請務必銘記在心。

9. **胰島素阻抗性的重要指標就是腰圍。**被內臟脂肪包圍越嚴重的人,胰島素故障的機率也會越高,所以腹部肥胖的人必須立即投入減重。為了克服胰島素阻抗,必須將腰圍縮小。男性的腰圍須維持在 33 吋以下,女性則須維持在 31 吋以下。

10. **請轉換方向選擇低升糖指數(低 GI)的食物。**低 GI 餐,就是能讓血糖降低並提升胰島素敏感性的用餐方式。所謂的血糖指數就是吃同樣卡路里的碳水化合物時,血糖上升的程度與砂糖做比較後的數值。如果吃了高升糖指數的食物,為了應對上升的血糖,胰島素就會過度分泌,等同於虐待身體。最後即便吃進身體的卡路里相同,選擇吃高升糖指數食物的人,罹患糖尿病的機率就會變高。低 GI 食物通常較不精緻,是最接近天然的食物。相較於白米,加入糙米或糯米一起混著吃吧。請限制每日砂糖攝取量,成人 10 克,兒童 5 克以下;水分攝取則增加為一天 2 公升;點心的部分,比起吃加工的即食品,建議換成紅蘿蔔、花椰菜、小黃瓜等蔬菜或水果。

主要食品的平均 GI 值（與葡萄糖相較之下，各食物使血糖上升的數值）

食品	升糖指數（GI）	食品	升糖指數（GI）
葡萄糖	100	巧克力	49
白飯	88~91	柳橙	43
韓式年糕	82	橘子	40
烤馬鈴薯	85~90	牛奶	34~49
玉米片（泡牛奶）	84~90	優格	36
紅蘿蔔	71~90	蘋果	36
白麵包類	70~79	梨子	33
格子鬆餅	79	冰淇淋	61
玉米脆片（類似多力多X）	73~78	水蜜桃	28
西瓜	72~76	香腸	28
漢堡	66	四季豆	25~29
爆米花	55~60	大麥	25
香蕉	52~60	果糖	20~25
糙米	55	黃豆	15~19
地瓜	54	花生	13
葡萄	43		

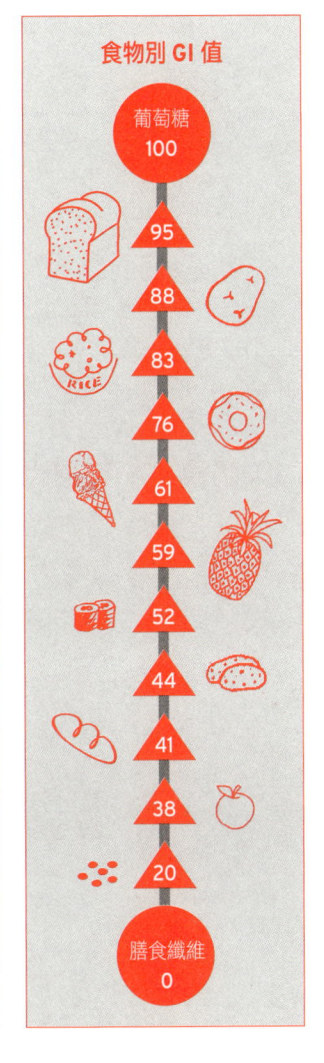

食物別 GI 值

- 葡萄糖 100
- 95
- 88
- 83
- 76
- 61
- 59
- 52
- 44
- 41
- 38
- 20
- 膳食纖維 0

CHAPTER 4

維持
味覺均衡
之訓練

01 在**滿足**中
品味**心滿意足**

透過味覺中毒克服訓練，味覺被改變以後，還需要培養內在的力量去持續支持它。一旦身體裡面的自尊心和應對能力變弱，味覺中毒會隨時找機會施展它的法術。

味覺中毒者們一旦受到壓力就會開始去找尋食物。為了努力適應高漲的壓力和緊張感，身體就會想要獲取更多的能量，再來，因壓力而引起的負面情緒，同樣也會索取代償性的快樂。足以同時滿足能量和代償性快樂，除了食物也沒有別的了。

如果想好好管理中毒化的味覺，就絕對有必要有效控管壓力。除此之外就連會造成壓力的基本背景因素——產生壓力的環境，也必須要好好整頓一番。為了減少壓力需要重新整理可能造成壓力的原因，有必要努力將不健康的日常生活做出煥然一新的改變。

更何況味覺中毒是起因於「生活模式」，從以前到現在的人生態度和模式需要作出某種程度上的果斷決策。日常

CHAPTER 4　維持味覺均衡之訓練

生活是否具有會誘發壓力的問題，需要以客觀的指標來檢視生活品質。工作是否過量、與家人之間的溝通或關係是否良好、休閒生活在品質上是否有問題，都需要一一檢視。

韓國人的味覺衝動和壓力有非常深刻的關聯。雖說味覺中毒是透過各式各樣的路徑形成的，但是持續強化味覺中毒的部分，壓力佔有絕對的影響力。壓力是集所有外在刺激作用於人體上，然後施予身體和心靈負擔的過程。大部分的人對於壓力有許多方法去吸收或反彈以維持身體的恆常性，但心理及生理上所產生的變化如果超過個人能承受的限度就會引發疾病。

即便接受到相同的刺激，壓力所呈現的樣貌也會因個體而有所不同。有些人會哀號著難受和不安，有些人反而很樂在其中。至於造成每個人對壓力反應有差異的因素非常多元，但最終的核心關鍵絕對是「個性」的關係。

從診療室裡的味覺中毒者們身上可以看出他們自我要求過度嚴苛，或是對於自己的缺點有太過執著的完美主義傾向。他們不喜歡在他人面前顯露出煩惱或弱點，於是一個人躲起來默默嗚咽的內向性質很強烈。

內向性格者會將火氣和憂鬱情緒藏在心裡，而完美主義的人則會不斷向上積累不滿和憤怒。火氣、憂鬱、不滿、憤怒等心理壓力全部堆在一起就會讓人開始尋找發洩出口，最

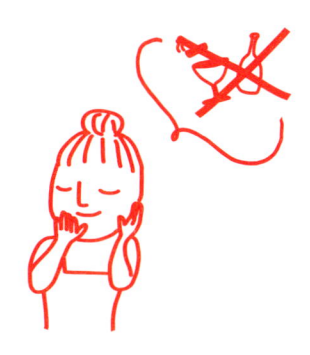

常見的選擇方法是「中毒」。所謂的中毒,就是藉由反覆執行暫時性且強烈的手段來達到轉換心情和獲得快感的目的。

最有代表性的中毒行為,舉凡飲酒、吸菸、賭博、遊戲以及美食,而行為中毒者特徵是依賴、戒斷、內向等。也就是說,越使用這些方式就會逐漸成癮和依賴,一旦進入不提供這些成癮物質的時期就會產生戒斷症狀,再過一段時間就會對相同的刺激無感了。如此看來中毒就是藉由過度的成癮,危害身心靈的平衡與健康。問題是韓國社會是以個人壓力作為發展動力的競爭型社會,由於不得不持續「量產」壓力,而中毒現象也不得不隨之增強,在這種情況下要守護身心靈的平衡與健康,實在是一件不容易的事啊。

而在這當中最容易選擇的對策往往就是攝取成癮性食物。攝取成癮性食物會造成味覺中毒,而味覺中毒又會逼迫人們再度找尋成癮性食物。

CHAPTER 4　維持味覺均衡之訓練

這時最需要的其實是訓練身心對壓力感受遲鈍。對壓力感到遲鈍的身體，無論受到什麼樣的味覺中毒誘惑都能沉著地應對並撐過考驗。

壓力的核心關鍵在於「思緒」，和壓力最常接軌的思緒就是「擔憂」。擔心從頭腦先開始，但是會往內讓身體都跟著緊張起來，進而引發各式各樣的身體症狀。若發生心悸、失眠、消化不良、頭痛等身體症狀，人們又會開始對於這些症狀產生擔憂，於是擔憂就會喚起更多的擔憂。

由於許多人對於未來的事情感到憂慮，對於已經發生的事情也會產生遲來的擔憂，於是感到焦心和產生壓力。雖說適當的擔憂對人生有維他命 B 群般的功能，但是過度的擔憂只會啃噬身心並強化味覺中毒而已。從現在開始請將下列三招「擔憂消除法」好好學起來吧！

認識擔憂的真面目，就不必再害怕擔憂

如果真正認識擔憂的真面目，就會了解到我們在擔憂上究竟浪費了多少無用的力氣。平凡人徹夜難眠的苦惱與不安，其實根本沒必要那麼擔心，換句話說大多數都是無謂的擔心。你們知道嗎？如果將擔心分類探討，擔心「絕對不會發生的事件」佔 40%，擔心「已經發生的事件」佔 30%，「沒什麼好擔心的小事」佔 22%，擔心「無論如何也無法

改變的事件」佔 4%。事實上「我們真正能解決」而值得擔心的事情大概不超過 4%。**相較於理所當然要傾注心力、有建設性的擔心，人們其實花了大部分的心力在「就算擔心了也沒什麼用」的事情上。**

拖延時間便能縮小擔憂

比起積極地解決擔憂，其實大多數時候等待或「再看看」其實才是最好的解決辦法，幾乎所有的擔憂都是在時間未到的時候就開始了。即便如此，比起「擔憂」本身的沉重，在擔憂面前變得不幸的理由，更多是來自於那段時間內不斷地虐待自己，使自己變得不幸的決心。**反正人生途中完全沒有擔憂根本是不可能的事，所以請容忍老是在擔心的自己吧！畢竟擔心也是人生的一部份。對於那些過分擔憂以至於破壞生活平衡的人們，我都會下「Let it go！（就放下吧）」的指令，意即允許並無視那些擔憂的存在。當然，這樣的指令幾乎不會引起什麼問題。**

吐露心聲就能減少一半的擔憂

大部分的擔憂是始於對於過去的事情有所後悔，以及對於未來發生的事情抱持不確定性。我想建議各位的是，與其擔憂不如找出造成擔憂的原因，並嘗試提前面對。如果是造

CHAPTER 4　維持味覺均衡之訓練

成後悔的事,以後若再度發生相同的情況,就找出不會讓自己後悔的解決方法;如果是即將到來的事情,與其擔憂不如提前準備那些事情。

最有威力的方法莫過於「向別人請求建議」。請務必把當下正在折磨自己的擔憂向身旁的人好好傾訴一番,只要將擔心的事情跟別人訴說過後,原本很主觀又不安的擔憂,站在他人的視角上就能冷靜看待一切了,然後負面的擔憂就會立即被縮小。

當然並非所有坦露的心聲都能提供解決辦法,透過傾訴而找到真正有意義的解決方法其實是罕見的。不過向某個人傾訴,無論正確與否,至少都會得出某個結論,「如果這樣做的話應該不錯啊!」,從他人的言語中具有這樣珍貴的意義。事實上並沒有所謂「無法解決的煩惱」,在相信的瞬間就成為解決的對策了。

幾乎所有來訪醫院的患者們,都毫無例外的自責到處都是缺點。從我開始,我們醫院的診斷都是透過正向治療努力改變患者在審視自己時的思維模式。

我如果說「你其實比認知的自己要來的更好更優秀」,大部分的人都會刻意不把這些話聽進去。但隨著時間過去,治療上了軌道之後,他們所帶著的核心信念一旦被改變,就會開始注意自己的優點以及可能性,成功將自我觀感轉為正

向積極,會讓當事人連內在的自尊心也跟著改變,這就是所謂「在滿足中體會更加心滿意足」的訓練。

超越「我喜歡我自己」的理性判斷,在一個「很愛自己的狀態」裡面讓自信變得感性。如果進入壓力非常大的狀態,只要心中默念三次「我很喜歡我自己」,再加上「在滿足中品味心滿意足」的訓練,並與下文方法一起執行。

相較於不擁有的事物,更關注自己已經擁有的事物。還有,比起自己應該要去實現的事情,請更加愛護自己已經實現的事物。雖然把事情做好的結果很重要,但認真努力去做事的過程也是同樣重要,眼前的現實會帶給未來的自己幸福,希望各位能帶著這樣的想法生活。

在滿足中更加滿足的訓練

1. 容忍自己的失敗和失誤。
2. 相較於對我指指點點之人的觀點,更要努力用稱讚我的人的觀點去看自己。
3. 不要拿自己的缺點去跟別人的優點比較。
4. 善意的肢體接觸和稱讚是最好的正向作為。

CHAPTER 4 維持味覺均衡之訓練

02 你擁有值得
被人稱讚的充分資格

　　當我幫味覺中毒者或肥胖的人進行診斷的時候常常聽到這樣的話「醫生，我這禮拜做得不好」、「我很沒用，對吧？居然連那樣都無法忍耐」。

　　有數不盡的後悔和自責出現在他們的生活當中。雖然說站在想要矯正味覺的人的立場看來，謙虛且小心翼翼的態度並不是什麼壞事，但太過度的話反而會對自己有害。自責或後悔並不侷限於減重上，同時也會影響生活的全貌。如果仔細觀察這些人就會發現他們在人際關係上、工作上、健康管理上後悔和反省的事情多如泰山，因此要他們理所當然地守護自己真不是普通的辛苦。

　　一旦關進負面的思維模式，想再脫離就非常困難了。自責與後悔就如同能量的小偷會啃食當事人的自尊和自信。人的言語具有神奇的力量，有時形式上的場面話也可能會真正影響內在，即便此人說了口是心非的話，只要在他吐出這些

話語的瞬間就具備了力量，然後只要重複幾次同樣的話，在某一刻就真正相信這些話了。

過度謙遜也時常令人難以理解。我也見過好幾次因較為慎重對待他人卻引來嘲諷眼光而受傷的人，從那時起只要看到那個人就會產生被害意識，這是一個相當消耗心神的處世方式。

所以在我的診療室裡面，比起關注負面和做錯的事情，我更努力去找尋做得好以及正面積極的一面。尤其是訓練味覺時，負面的言語或悲觀的思想最好一律都不要出現，一旦自信感下降，再加上一點點的壓力，味覺衝動就會更強烈的竄出，如果碰到缺乏動力或難關就更容易感到挫折了。

任誰都具有許多的優點，只要好好地開發這些優點的潛能就可以培養出非常驚人的成長動力，只是自己還不知道而已。優點不是別人找給你的，而要自己去發掘出來。我勸各位能進行的第一步就是列出個人的優點表。

每一週都試著寫下你的優點吧，你會發覺那原本貪欲的味覺會被馴服，乖巧到令人驚訝的程度。 人生對於負面的情緒大多相當熟悉，生活被越來越多的資訊包圍，在互相比較的競爭中生活，與和平共同體或資訊壓力較少的過去很不同。現代人隨時隨地都暴露著不好的情緒，一轉開電視或是連線上網就有許許多多令人傷心的新聞出現在眼前。在社會

CHAPTER 4　維持味覺均衡之訓練

生活中，隨著競爭變得越來越激烈而引起的糾紛、衝突和緊張感也越來越頻繁。除此之外，數不清的互相比較以及毀損存在感，讓人不得不在每個被壓迫的瞬間選擇漩渦中，滿溢著負面的情緒。

負面的想法會產生連鎖效應，產生其他負面的聯想。這樣負面的想法，不但會產生被孤立的念頭，甚至會出現存在沒什麼價值、一點用都沒有的想法，而這樣的負面思維如果說是造成和強化味覺中毒最厲害的火種再合適不過了。

因此，能確切掌握克服負面想法的自我尊嚴非常重要。關於尊嚴的確信則是由許許多多小小的磚塊堆砌而成，透過一點一滴的行為矯正來達到效果。

這個時候我建議使用的方法是「優點列表」。在韓國社會中，人際關係的破綻在於很多人誇大地談論別人的閒話，這會導致習慣性放大檢視他人的缺點而遠超過於優點，這大多來自於比較文化。以克服這件事的行動規範來寫下的優點列表，並不僅限於改善「我與他人」，甚至會改善「我與自己」之間的關係。

關於自我優點的領域是無窮無盡的。關係、工作、個性，就連今天做的事情是可以被列在優點列表上。大致上我們對於找出自己和他人的優點較為吝嗇，因為成長過程中很少見到或學習稱讚別人的方法，因此要找出自己的優點也較

為困難。

　　找尋優點也需要技術。如果平時經常能找出他人的優點，那麼就能很自然地找出自己的優點了。

我的優點列表 範例

1. 我很聽其他人的話
2. 我是腳踏實地認真的類型
3. 交付給我的任務，我能好好執行
4. 我不說謊的
5.
6.
7.
8.
9.
10.

請試著以相同的方式，填寫自己的**優點**。

CHAPTER 4　維持味覺均衡之訓練

當找尋自己的優點逐漸變得熟稔之後，就可以嘗試進行進階的「找尋他人優點」了。從討厭的人身上找優點，是我對承受偌大人際關係壓力的人偶爾會下的處方，沒有比這還更強烈的人際關係訓練法了。古聖先賢曾說，就連仇人也要去愛，這句話不完全是錯的。

如果嘗試寫下仇人般討厭的人的優點列表，有時候會覺得因為這個人而感到煩惱實在是一件很可笑的事。如果真的是非常厭惡的人，請試著每周都寫下他的優點。雖然對於此人的成見不會那麼輕易的被顛覆，但是透過探索優點也可以體會到原本自己心理上的自卑感就這麼被消除了。如果徹底的去了解就會發現厭惡他人其實來自於自卑感表現的過程。找得出他人的優點其實就是正在克服自卑感的反應，反而原本越是討厭那個人而營造出來的憎惡，會轉變為發展自我的動力來源，於是將體會這個令人瞠目結舌經驗。

另外，隨著找尋他人的優點，甚至到目前為止連自己都未知的優點都牢牢地烙印在心底，而這就是在這世界上能夠讓人堅強而自信地活下去的強烈動機。擁有愈多他人優點列表的人才是真正愛自己的人，再也沒有比找出他人優點還要更強而有力的「存在感改良劑」。

03　若**主張明確**
　　　味覺也可以**獲得自信**

　　韓國人味覺中毒的獨特類型之一就是網路型味覺中毒。在特別看重人際關係的韓國社會中，因社交而來的壓力導致憂鬱症、火病、不安症、行動障礙、藥物障礙等數不清的疾病。

　　而味覺中毒也是社交障礙所製造出來的其中一個具代表性的副作用。在打造與他人之間的關係時，永遠不會缺席的就是「食物」，也因此人際關係上所產生的壓力往往都會造成味覺中毒的惡化。不論是看人眼色或顧及顏面，如果過度的在意他人的視線，自己也會不知不覺地退縮，無法表露出來的情緒和想法就這麼一點一滴的積累成欲求不滿。

　　而被稱為味覺中毒的怪物絕對不會輕易放棄這個時機。它會偷偷闖進將想法隱藏起來、天人交戰的內心，擠出裂痕並容身其中。那些對他人視線非常敏感、抗壓性差的人，正是味覺中毒最喜歡玩弄的獵物。

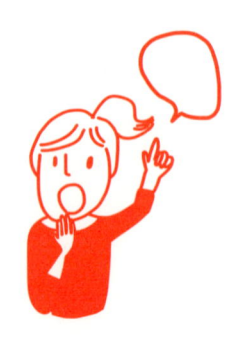

CHAPTER 4　維持味覺均衡之訓練

　　味覺中毒者們對於成癮性美食無法抵抗的理由是「因為無法拒絕」。如果無法對他人誠實又有信心地說出自己的意見，通常就會難以招架味覺中毒的折磨。雖說這也和優柔寡斷的心理弱點有關，再加上已經習慣用刺激味覺來解決壓力，才變成難以放棄的唯一抒發窗口。

　　因此，坦率地表達自己的需求和情緒才是根除味覺中毒的成因──「壓力根源」的最重要方法。有自信的溝通，並非將自己的話藏在心底、只對自己發脾氣、對他人留下誤會，而是體諒彼此，並且明確地陳述情況給對方聽。 最近校園中蔓延的霸凌現象，同樣也是因缺乏溝通導致。社會中不成熟的溝通文化，甚至影響到了孩童，讓他們難以培養出表達自己的想法和情緒的能力。

雖然也許有些人會因為不分輕重，將所有內心深處的話都袒露出來而受人厭惡，但也有些人是為了看他人的眼色，不敢說出內心話而遭人誤會。有趣的是兩人都是基於他人的眼光而感到不自在，但前者內心舒坦之餘，後者反而會因此生病。在診療室中，大多數經常面臨壓力的人，都無法適當表達自己的意見或情緒，而那些情緒就會轉變為不滿與怒火。

因此，為了當事人的精神健康以及強化正向的人際關係，就需要確實地表達自己的想法和情緒，意即「主張自我的技術」。

訓練自我主張的技術，分為「說明自己的想法」和「表達自我情緒」。說明自己的想法，指的是能將自己的想法或理念正確無誤地傳達給他人的「理性」能力，而表達自我情緒則是能陳述自己的情感，或對於他人的感受表達出深刻同理心的「感性」能力。

我們對於表達自己的情感是最弱的。該說的話說不出口，積累成病，導致所謂的火病。韓國社會的社交取向主義，正在量產無法對他人說出內心話的人，總是需要看眼色、考慮面子問題，並且用開玩笑的語氣說「我們是外人嗎？」更添一筆同僚意識，結果就是為了體諒別人，讓自己都生病了。

如果想要以反駁的方式堅定地表達自我主張，必須要具備尊重和同理對方的心。如果完全不考慮對方的立場，只

CHAPTER 4 　維持味覺均衡之訓練

顧著主張自己的意見，可能變成失去朋友的霸凌對象，也可能變成單方面領導朋友的獨裁者，到最後總會遭到反撲。所以，為了要有效率地傳達自己的意見或情緒，應該先具備的姿態是──傾聽與同理心。

人們以豎耳傾聽來回報傾聽自己說話的人是人之常情。聽與說之間有密不可分的相互作用，能使人珍藏彼此間的記憶。簡而言之，如果我很真摯地傾聽對方說的話，即便只有一次，當我之後要向他傾訴事情時，內心的一角就會產生自信感和安全感。相反地，對於很真心傾聽我說話的人，當他們在說話的時候，我也會很自然地產生同感和傾聽的態度。

若要追究傾聽和說話的優先順序，傾聽應擺在前面。如果一步一步地訓練「深刻留意他人的話語」和「嘗試從他人的觀點來思考」這兩件事，也會形成主張自我訓練的動力來源。

為了深刻地傾聽他人的話語，態度是最重要的。盡可能看著對方的眼睛並且不時地點頭，從頭到尾不打岔，以及隨時思考「如果我是他的話會怎麼辦」，改變思考模式，大幅拓寬為他人著想的心，當與其他人起衝突的時候便培養出很容易就能整理自己立場的能力。

自我主張訓練，能有效地訓練出將「你」和「我」結合起來運用的能力。所謂的「我」就是傳達自己的言語和情感

的起始點,而「你」則是協助形成與他人之間同感的連結。用「我是這麼想的」作為開頭,並且說「你的感受有可能會是這樣」來表現出對對方的同理心。

所有的情感傳達都必須避免產生不必要的誤會或陷入常見的錯誤,且應具體的進行。不該說「你是壞孩子」,而是說「你這樣如何如何的行動,會讓我心情很不好」,是開放與他人關係最起碼的條件。若以「你是壞人」的說法蓋棺論定後擱置一邊,就會導致協商或調整的空間不復存在。

「自身的經驗」包含在自我主張裡面,是為了表達自己想說的內容而為關係增添風味的調味料。不要說「你要這樣才行」,而是說「我當時是這麼做的」。正如共同拌入調味料的美味食物,才能有效地自然卸下對方的心防。

另外,體諒他人的眼神和肢體語言也是必要。相較於一百句話,賦予一個同感的眼神和認同的點頭,能給予他人更多信賴感。

「先犯錯」也是必要的,如果一直裹足不前,就會錯失溝通和調整的時間,於是漸漸失去自信。總之先試著說出自己的意見吧!你會發現比起其他人,他們其實更期望等你先開口,而這就是打造彼此愉快關係的最佳起點。

CHAPTER 4　維持味覺均衡之訓練

減少味覺慾望的自我主張手冊

1. **使用「我」這個單字，然後肯定的表達自己的看法。**「你這裡有問題！」→「我覺得這部分有問題」

2. **誠實地說出意見，採取開放式的對話，為彼此打開溝通的空間。**「這個方法好像還不錯。」→「我覺得這方法不錯耶，你覺得呢？」

3. **讓對方說出他的感受，會讓對方覺得自己正被體諒，應對程度也會增加。**「如果不照我說的來處理這個問題的話，對你來說也很不利！」→「你也因為這個問題感到壓力很大的樣子，我很擔心你。」

4. **從自身的經驗開始談起。**「你現在的業務型態，大多有可能會產生這樣的結果，要小心。」→「以前我和 A 公司一起工作的時候，因為沒有好好處理這個問題，結果導致發生這樣的結果，希望你不要重蹈我的覆轍。」

5. **具體描述。**「我對你實在是太失望了！」→「你昨天讓我在上司面前丟人的事情，我到現在還放在心上喔！」

6. **對視且伴隨適當的肢體動作。**我們並非為了和對方絕交而談話，所以看著對方的眼睛，並傳達：「我正在和你分享我的看法，而你成為我可以分享的對象，代表我信任你」的觀點。

7. **傾聽自我主張的根源。**講完話之後，也要充分地給對方說話的機會，並積極地引導提問。如果平時就能好好地傾聽對方說話，你的自我主張就會變得更有說服力。

8. **先犯錯再說。**如果不是什麼大問題，就請等著讓時間去解決。但如果是需要靠建議來改進的問題，就請別再猶豫立即提出吧。不會因為你把話說出來就造成關係惡化。自我主張只差在改進建議和互相理解之間的先後順序而已。只要能循序漸進，並以尊重對方的角度來給予建議即可。至於對方會怎麼想，總之先從腦海中擦掉吧。

9. **對於成癮性食物，也請主張您的見解。**說出來比純粹放在腦海中想像要來得更有力量，而且您的味覺會變得更加果斷。「你到現在一直給我許多的愉悅，但同時也造成了我巨大的損害。往後的四個星期，我要和你分開了。」

CHAPTER 4　維持味覺均衡之訓練

04　點明**你的擔憂**
　　　味覺也能變得溫順

如果能量不足的話，味覺中毒者就會發揮身體的保護本能，以進食來填滿能量，所以味覺訓練期間至少要留10％以上的能量。為了留下能量，請務必區分出「必須擔心的事和不必擔心的事」的差別。

如果一直覺得所有擔心都是自己的事情，所有的事都是自己的錯，那麼人生實在充滿無止盡的艱苦。尤其特別受味覺中毒所苦的人，大多是背負過多擔憂的人。而擔憂使味覺中毒惡化的循環如下：

承攬所有擔憂→增加擔憂的總量→顯現壓力症狀→身體的應對能力低下→敏感的身體→擔憂門檻低下→擔憂的總量增加更多→為了發洩壓力而強化了味覺中毒。

這是被關在「擔憂──味覺中毒惡性循環」的味覺中毒者們，用成癮性美食來紓壓悲傷的自畫像。必須消除無用的擔心，才有辦法阻擋壓力導致的味覺中毒。

在生活技巧（Life skill）的研討會上體驗到「I am worth it（我是值得的！）」，它所主張的四步驟，是針對解決迫於眉睫的事情和壓力提出了金科玉律般的方法。假如對迫於眉睫的事情很掛心且感到憂鬱，那麼請試著執行現在即將說明的「I am worth it！」方法。

I am worth it！我是值得的！

因為自己才能感覺到存在的價值感，所以只要專注於自己真心樂在其中的事情，對發展和幸福沒有幫助的事情要果敢地放棄。若斟酌時間和資源很有限，為了價值和幸福，沒有幫助的事情要有勇敢放棄的智慧和決斷力。

為了實踐這件事情，需要從「我現在碰到的瓶頸對我而言重要嗎？」以及「這是否值得我傾注能量和精神去解決」開始培養區別能力。唯有能夠訂出事情的先後順序再來分配精力和時間解決問題的人，才能避免落入過度耗損人生的陷阱。許多人因為陷入「我執」與偏見，認為無法謀取發展和幸福總是浪費時間和精力。

「我是值得的！」是從第一到第四階段按照步驟進行。萬一該階段「不是那樣」，也就是說那件事對自己而言不重要，或因不適切的情緒而深受痛苦，或出現無法改變的想法，就必須要忘記那個問題，千萬別浪費時間解決。解決那

CHAPTER 4　維持味覺均衡之訓練

個問題所耗費的努力和精力，倒不如用在其他地方還更為恰當。如果在第四階段全部出現「是那樣」的答案，就代表這是對人生有意義的事，應該要積極的解決或執行。

第一階段：Important（重要嗎）？

這件事情對我來說重要嗎？有意義嗎？意即判斷這件事情本身的重要性以及對自己的意義性。無法確實處理事情或是發生問題時，要評估實際上會發生問題的可能性，但是在判斷事情的重要性之前有一些必須先執行的階段，那就是「判斷真實性」。究竟這件事真的是這樣嗎？掌握事情的真偽非常重要。很多人為了解決那個課題孤軍奮鬥一段時間，原本自認為重要的事情卻僅限於自己的想像，往往會感到很空虛無力。最糟的情況是，在事情全部做完以後發現只有自己認為這是個問題。就像獨自一人喝泡菜湯，然後上演敲鑼打鼓的獨腳戲一樣。人際關係需要藉由和對方溝通，事情需要透過諮詢專家或同事協助再進行判斷才是最有效率的作法。如果可以，詢問他人之後再做一番檢討。得知自己原先不知道的一面，或是補齊了原本不足的構成要素，很多時候就不會是嚴重的問題了。

第二階段：Appropriate（適合嗎）？

判斷對這件事情的情緒是否適當。大部分的突發狀況會因為立即性的情緒而阻撓人們對該事件的正確評斷。如果感到過於氣憤或者過分悲傷憂鬱，請後退一步，冷靜地給自己一些時間判斷這些情緒是否妥當。當然個人所感受到的情緒非常重要，只是這樣的情緒就讓你脫離安穩的日常生活，那麼勢必得調整一下這些情緒了。

第三階段：Modifiable（有可能修正嗎）？

想想看這是不是一件能夠改變的事。在還能改變的檢討階段，所有帶有自嘲的放棄和草率的執著都必須警惕，「那就沒辦法囉！」這類的話語就是帶有自嘲的表達。自嘲無法勝過自己面臨的擔憂和不安，還會轉為其他負面的情緒。首先必須努力檢視現況，為了要解決下個事件，訂定可以努力的範圍並且修正到該地步。萬一完全沒有可以那麼做的餘地，或無論再怎麼努力也無法解決，那就無視吧，請務必銘記在心。大部分的事情都是當事人再怎麼努力也無法改變的。在這裡傾注努力和精力就可以改變的事情，也就是「可行的事」（Modifiable Thing）以及「有價值的事」。

CHAPTER 4　維持味覺均衡之訓練

第四階段：Worth it（有價值嗎）？

我會決定這件事是否值得投資最珍貴的時間和努力。往價值目的地就只有自己，請不要將他人納入考量對象，即便已經通過前面所有階段的課題，能不能完全投入這件事，或要完全放手不管，能決定這一切的完全掌握在自己身上。請記住，這世界上所有擔心、煩惱、不安的最終決定權就在自己手上。

另外，如果碰到超過一定程度的壓力時，至少開發一種自動調整的方法。有些人在壓力產生時，會拿出深藏的手作杯組和高級茶用心地品嚐。雖然這不是什麼大不了的事，但在專注於泡茶的過程中，剛剛被不自在的思緒填滿的內心也會沉澱下來。

如果壓力情況很嚴重，大多數的人會坐立難安，這時候若能暫時找個理想的對象或投入事情，壓力多多少少能夠下降到一定的程度。尤其是冥想、走路、瑜珈、馬拉松、洗熱水澡等，從腦波開始增加與休息、舒緩相關的 Theta 波，減少壓力賀爾蒙——腎上腺皮質醇，並讓血壓、脈搏、膽固醇等數值下降，這種方法稱為「壓力中止條件化」。意思是說，只要投入某種行為到特定的程度就能減少壓力，之後無關環境變化，只要進入這個行為狀態就能達到減少壓力的效果。不需要經過刻意的努力也行，單純一些也好，聽兩三首不錯

的音樂也是個好方法，或在塗鴉牆上畫畫，或用文字寫下自己的內心世界也很好，或玩一兩局象棋、圍棋或西洋棋之類的遊戲也相當有效。

壓力來襲請投入一項屬於自己的興趣。如果是輕微的投入大約只要 10 分鐘就夠了。

壓力中止條件化的對象

為了有效率活用壓力中止條件化，請使用計時器或鬧鐘作為輔助。將鬧鐘調至 10 分鐘後響鈴，然後暫時忘記時間。

- 在這 10 分鐘內，將腦海中的思緒騰空，只專注於走路的步伐和來回擺動的雙臂。

- 在這 10 分鐘內，閉上眼睛，聽著古典音樂，專注於它的節拍和旋律。

- 中止思緒的訓練中，在剩餘的 10 分鐘內專注於呼吸。

- 睡覺前身體泡入泡澡水中，專注地感受浸泡全身周圍的熱水。

- 找一本平時喜歡閱讀的書，在這 10 分鐘內慢慢地閱讀出聲。

CHAPTER 4　維持味覺均衡之訓練

05　將容易讓**味覺中毒惡化的過勞**防範於未然

「醫生，出大事了！」

打開房門，金奇特小姐的表情相當凝重，看了表格之後，發現她在一周內增加了 1.2 公斤。這對以往每周都能順利減重 1～2 公斤的她而言，不得不說是一件晴天霹靂的事。

金小姐向我抱怨，最近不知為何嘴饞又找上她了。原本能好好忍住不吃的消夜，現在又開始蠢蠢欲動，平時的飯量雖然不比減重前多，但確實比幾周前來得多些，而罪魁禍首就是考試。一到期中考，讀書到深夜的次數增加了，有時候一餐沒吃也是常有的事。當減重碰上考試，金小姐的體力狀態就跌入谷底，不但讀到一直點頭打瞌睡，還動不動就覺得全身痠痛。

造就味覺中毒並使其惡化的核心角色就是過勞。我們的身體會將過勞看作是打壞身體平衡的強烈威脅，因此只要身體過勞了，就會啟動應對壓力賀爾蒙來作為防禦機轉。

壓力賀爾蒙會鼓舞身體攝取能提振身心的甜味或刺激性的味道。腎上腺皮質醇（cortisol）就是最具代表性的壓力賀爾蒙。過勞的人無法抗拒刺激性的食物，所以往往減重失敗或無止盡的受復胖糾纏，起因就在於壓力賀爾蒙。

尤其是味覺中毒者們，在受到壓力的情況下對甜食最沒有抵抗力，非得吃巧克力或餅乾之類的甜食才會感到心情安定，身體被充飽電的感覺是因為甜食能協助快樂賀爾蒙（多巴胺等）分泌，來抵制因過勞而引起的心情低落。

更何況對韓國人來說，「疲勞就是要用吃來解決」的通俗觀念已經大範圍的擴散了。因為已經太辛苦了，所以就用吃來做為代價，認為疲勞象徵身體的匱乏，所以要藉由進食來補充。

處在過勞狀態還要信心滿滿的說「我可以脫離食物的誘惑，成為自由之身」，是一個無謀且難以遵守的約定，所以我會告訴減重者們，如果有重要的專題或者會消耗很多精力的重大業務時，就暫時將減重擺一邊，因為中途放棄只會強化絕望感和欲求不滿而已。

有時候會收到減重者們如下的提問。

「最近一直覺得很疲倦，會不會是吃太少了呢？ 該不會是有什麼奇怪的地方吧？」

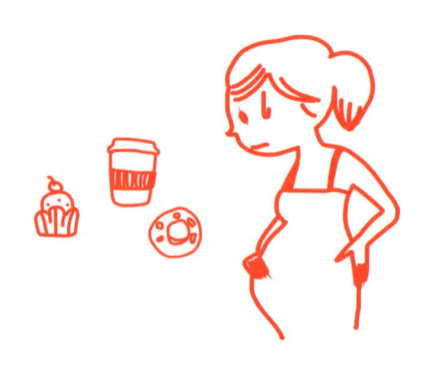

CHAPTER 4 　維持味覺均衡之訓練

　　但如果仔細檢視我診療室的來訪者，幾乎沒有人會說因為吃太少而感到疲倦。韓國是一個營養過剩的社會，吃的東西多到滿出來，真要說疲勞現象，大多源自於吃太多。過量進食不僅會造成肥胖，原本應該要分配給腦部活動的血液被送到忙碌的腸胃去，而這就是味覺中毒者們疲勞和呆滯的緣故。

　　問題是大部分的人都不曉得是否真的處於過勞狀態。就精神層面來看，如果過勞身體會發出訊號，頭腦一旦接受到就毫不猶豫地進入休息模式，但是韓國人基於太多的壓力和思考，導致腦部壓迫到身體的需求，不是完全無視身體的聲音，就是當成耳邊風。頭腦為了追趕高價值和水準而無暇顧及身體的現況，而身體對於腦部的不關心感到疲憊，最後逐漸生病就成為我們要面對的現實。

既然如此,有哪些過勞徵兆務必啟動休息模式?

過勞的徵兆

- 做相同的事情,但比之前的效率還差,或者無法達到相似的成果。
- 記憶力或注意力出現障礙。
- 即使睡眠時間增加也無法改善。
- 雖無罹患特定疾病,但全身到處都不舒服。
- 如果去運動,和過去相較一下子就感到疲勞。

上述提到的範例中,如有符合任何一項就必須懷疑自己有過勞的情形,須立刻進行治療。過勞根治的方法沒有第二句話就是「休息」。但是在我們國家,人們無法將休息想成是過勞的治療法。在診療室遇到的人都會先想到吃得好、運動或服用健康食品等方法。

那是因為我們對於休息實在太陌生以及社會氛圍不容許休息的錯。首先,必須將休息的門檻降低,「晃悠晃悠地玩樂」必須被安排到日常生活中成為習慣。

再加上要調整容易導致過勞的個人性格，需要細膩地留意精神和體力狀態，不要讓自己落入負值。個性是決定相同的刺激或工作是否會導致過勞或悠然自得的最終過濾漏斗。

所以，在味覺中毒治療中的過勞對策，是以「性格重塑戰略」和「休息的生活化戰略」來進行。

性格重塑戰略

雖然引發過勞的事情來自於外在，但是對待事情的個人性格可能會消耗精力，也可能會達到平衡。性格重塑戰略並不是100%地改變一個人的個性。改變個性就如同引發另一項疲勞一樣累人。其實只要掌握幾個改變的小要訣運用於生活當中，稍微轉變一些個性的方向就可以了。修正軌道後的個性多少能夠避開刺激而變得悠然自在。

- **暫時減少目標量**

  高目標並非激勵進取的維他命，反而是一點一滴吸走精力的吸血鬼。如果感到疲勞，設定中的目

標反而會抽走正面能量，請一步步回頭檢視是否如此。

- **樂於輸給他人**
為了修正無法忍受認輸的個性，必須練習故意輸。夫妻爭吵的時候，即使有些委屈，請用力下定決心向配偶認輸為佳；和朋友玩打賭遊戲時，也試著輸一次看看，反而會有更多的東西回饋。目標並非激勵進取的維他命，反而是一點一滴吸走精力的吸血鬼。如果感到疲勞，設定中的目標反而會抽走正面能量，請一步步回頭檢視是否如此。

- **讓步便能累積能量**
讓步會讓精神體力處在負值的狀態中，雖然是一個非常艱困的抉擇，但如果當下立刻執行反而會讓身心都感受到餘裕。環繞四周，如果看到急躁的人就請把他們安插到自己面前；開車的時候也是，多多少少讓他人插到前面；搭乘地鐵或公車的時候也一樣，如果面前有老弱婦孺就請立即起身讓座吧！

CHAPTER 4　維持味覺均衡之訓練

休息的生活化戰略

休息和工作或運動一樣應該也要排定日程表，就像運動生活化一樣，休息也需要生活化，尤其減重需要集中注意力，因此更該積極地安排休息。沒有休息的減重會導致失敗，味覺中毒矯正也無可避免地失敗。

- 勇敢地推掉不必要的約會。比起亂發一些無法遵守的約定，不如一開始就不要約，一旦約定好的會面就請務必遵從。

- 請務必在日程表中安排休息時間。多分配10％的時間給睡眠或多分10％的時間給閒晃。閱讀也是其中一個最棒的休息方式，請試著在日程表中排定閱讀的時間。

- 請主動休息。不要等到很疲倦的時候才休息，想休息的時候就休息，盡早休息也很重要。

- 請安排「資訊假日」。無法徹底休息的人其實很多，看電視或上網絕不是真正的休息。一周至少一天不要碰智慧型手機，關掉電腦並拔除電視的插頭。

06　**血清素**就像**減肥藥**一樣強烈

「醫師，減肥好辛苦又好難受喔！」

朴意妍小姐設定每周要減 1～2 公斤，並且順利地朝目標前進，到上周為止都還能看到她燦爛地笑說自己很享受減重的過程，卻在第五周來醫院時看見她沉重的表情。

雖然說我可以猜想到理由是什麼，但還是裝不知道地問了她。辦公室的同事不斷將她和李美來小姐比較，雖然順利減重，但還跟她差一大截。她變得越來越忌妒以妖豔身材來吸引男職員注意的李小姐。想變得和李小姐一樣纖細的強迫觀念反而讓朴小姐產生壓力。

事實上開始減重時也一樣，碳水化合物中毒的她在這段時間能夠好好撐住，是因為假想敵李小姐佔有決定性的角色，但那卻成了毒藥，基於比較意識而產生的強迫性減肥使她的精力枯竭，反而餵養了難以滿足的口慾。

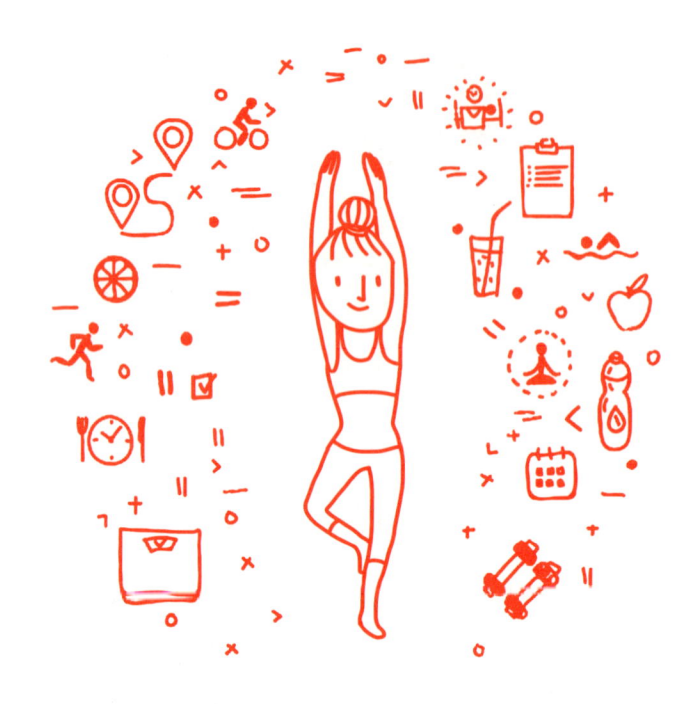

CHAPTER 4　維持味覺均衡之訓練

減重失敗的其中一個關鍵原因就是無法享受減重的過程。辛苦、咬牙忍耐的減重當然會無可避免地造成溜溜球現象。

　　大部分的減重者在減重完以後會產生安逸的心態而鬆懈，但此時是最重要的時刻，辛苦減重下來的人在這段期間內所累積的難受就會瞬間爆發。減重這件事如果是辛苦的，那麼復胖來臨時要再使出勇氣去重新挑戰就更不容易了。

健康的減重會在減重的過程中，一邊解決心理的慾望，一邊將體重降下來。如果無法享受減重，即便體重計的數字下降了也是失敗的減重，因為那是將身體與心靈分離而沒有靈魂的減重。

就像一邊與他人無止境的比較，一邊進行的減重，無時無刻讓自己處於緊繃狀態的減重當然也非常危險，即使暫時在減重途中成功了，最終卻會導致味覺中毒惡化。

所以我禁止人們一昧地壓抑對食物的渴望和強迫忍耐的減重。如果有人為了想追求纖細的身材非常難受的在跑步機上跑一個鐘頭以上，我一定會毫不猶豫地立刻阻止他。他們為了執著於結果，只是不斷地堆疊和推翻減重科學基礎的沙堡。

無論如何務必要享受減重。如果想達到這點就必須從味覺中毒中脫身才行。如果無法脫離刺激味覺的食物則無法享受減重，而身為脫離味覺中毒並享受減重的媒介就是血清素。

血清素是提升學習能力並阻止憂鬱症發作的賀爾蒙。現代人營養素攝取不足、錯誤的生活習慣、過多的資訊，因此處於慢性血清素不足的現象中，壓力越大情況就越嚴重。

血清素若不足就會產生各式各樣的症狀。問題最大的症狀，就是會被憂鬱的心情籠罩，並強化各種成癮現象。這是身體希望藉著促進腦內啡和多巴胺的分泌來獲得滿足感，容

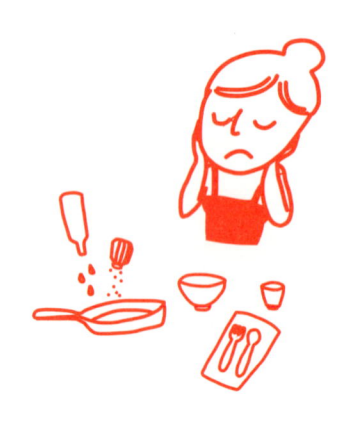

CHAPTER 4　維持味覺均衡之訓練

易陷入飲酒、吸菸、賭博、遊戲、刺激性食物，導致迫害到健康的「破壞身體」行為。這樣看來血清素不足的人，也想透過食物得到血清素提振情緒的效果。

吃減肥藥後約一周左右，來訪醫院的患者中有一部份表示「心情非常憂鬱」。於是他們接著問：「那是不是減肥藥的副作用呀？」當然減肥藥有一部份會對大腦起作用，但開始減重時所產生的憂鬱感大多是來自於治療食物成癮所引發的戒斷現象，也就是說那只是基於治療食物成癮的節食所引起的自然結果。

有些人只需要幾天內就能克服這種減重憂鬱症，但有一部份的人因為無法忍受這種憂鬱的心情而回到原本的食量，如此強化憂鬱感就是不熟悉面對味覺慾望的緣故。

以享受減肥替代吃的樂趣就必須滿足左腦的情感需求，如果無法成功治療這部分就無法避免憂鬱的情況。為了轉換這種模式就需要重新構成認知治療，以及篩選使用一些憂鬱症藥。但是生活中要實踐血清素增進法，必須從各種層面下手才有辦法加速治療和獲得成果。在一個研究中指出，比起服用憂鬱症藥──百憂解（prozac），運動療法其實更有效。

為了脫離味覺中毒就必須要提升體內的血清素。由於血清素是賀爾蒙的一種，透過行動治療才是啟動賀爾蒙回饋的主要方式。

所謂的賀爾蒙回饋訓練，就是利用賀爾蒙與特定狀況之間的緊密作用來達成的訓練法。賀爾蒙會受到血中濃度的影響，意即標的器官（製造該賀爾蒙的器官）內的濃度減少就會釋放出賀爾蒙。基於這樣的運作原理，用人為的方式來製造賀爾蒙釋放的環境，這樣就能調整賀爾蒙的分泌。

血清素也是同理。如果反覆促進血清素，就能活化血清素的分泌，心情也能維持在一個正面的狀態。

CHAPTER 4　維持味覺均衡之訓練

提升血清素的味覺矯正原理

1. 規律攝取，提升血清素的高級蛋白質。

蛋白質不只是構成肌肉、皮膚、骨骼、頭髮而已，同時也生產酵素、賀爾蒙、抗體，來維持人體內均衡分泌的成分。如果蛋白質攝取不足，可能會連帶出現成長不良或免疫力低下等各種健康問題。尤其像血清素、褪黑激素、腦內啡之類的各式賀爾蒙，主原料都是蛋白質，因此蛋白質攝取不足就可能會導致賀爾蒙異常，科學事實證明蛋白質不足會誘發憂鬱症。另外，人體的必需氨基酸無法在體內形成，因此不得不從食物中攝取，在不能過量進食的前提之下，必須好好攝取牛肉、豬肉、雞肉、魚、牛奶、雞蛋等動物性蛋白質。為了健康建議各位攝取不油膩的肉食，一周約 2～3 次左右。

2. 規律健走並提早 30 分鐘就寢。

健走是最好的運動療法。充滿活力的健走能讓腳和全身的神經都被均勻地刺激，並促使腦部分泌腦內啡或血清素等安定神經的賀爾蒙。腦內啡能製造幸福感，血清素則能給予安定感。另外，健走主要是在外面天氣好的時候進行，當陽光灑落全身也會提升褪黑激素的分泌，而

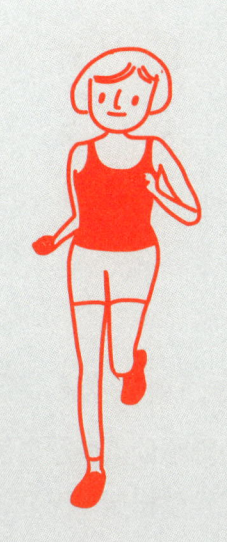

褪黑激素則是代表性的抗憂鬱劑。

如果健走的場所是森林或是樹木較多的綠地則是錦上添花。自然的綠光是最能讓腦波感受到安定的顏色。另外森林中不規則狀的萬物也讓人感受到情緒上的安定。

還有增加血清素最好的方法就是睡眠，再讓自己多睡 30 分鐘吧。早點睡著，然後讓自己稍晚一些醒來。檢視一週間的平均睡眠時數，並於其中增加 30 分鐘的睡眠時間。為了能好好熟睡，請活用鼻子呼吸、睡眠襪、睡前的一杯熱牛奶、足浴或半身浴等方法來幫助自己入眠。

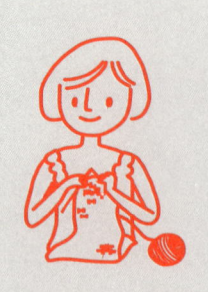

3. 請每天進行賀爾蒙回饋訓練。

血清素低下症與自尊感低落或壓力都有密切的關聯。嚴重的壓力會直接導致憂鬱症,而自尊感低落或自卑情節嚴重的人會得到重度的憂鬱症,因為這種自我攻擊的心理素質會讓體內的血清素或多巴胺賀爾蒙枯竭。

血清素絕非一種該分泌就分泌的物質,它是一種會受到各式各樣的心理刺激或積極下定決心後才被喚醒的賀爾蒙。我們必須犧牲一些時間來從事能幫助身體減少壓力以及促進血清素分泌的學習、閱讀、冥想和興趣休閒。

雖然消滅負面情緒或壓力也很重要,但是內心充滿正面情緒時,負面的心理就沒有容身之地了,反而更有效。正向的心態能讓生活和周遭一切都獲得積極的回應,即便微小的事情都抱持著感恩、體貼他人、笑口常開、充分的肢體接觸、彼此稱讚等,教導自己採用正面的

生活方式吧。
- 日日十喜：一天笑十次
- 日日五稱：一天稱讚五次
- 日日萬步：一天走一萬步
- 一週善行：一週之間至少做一次以上有意義的善舉

4. 比較自己的成長

首先，希望你能將目前為止的人生標準和數值稍微降低一些，這並非失敗或挫折，只是人生中，比起成功或成就，可以填滿更多的關係、愛情和理解；比起追求成功，更應關注生活品質或充實其它生活上的空閒時間。

因此修正人生觀或價值觀都是無可避免的。以前的「實現吧」、「達成吧」的價值觀，現在都必須「和周遭人一起分享吧」、「關照內在吧」等重塑價值觀和思維模式。

還有，請用降低後的標準來瞧瞧自己，你會發現原本藏在內部的優點開始浮現在眼前了。人生至今，我們只習慣用自己的缺點來和他人的優點比較，然後又任由「我怎麼會這樣？」「我拿自己沒辦法！」等挫敗感去支配自己。

現在請擺脫焦躁的心，用自己的優點去和別人的缺點

比較看看。

如果不想硬要想出別人的缺點,那就請找出自己的 10 個優點。看看自己究竟有多厲害?這是一件大快人心的事,才是對認真活著的自己最理所當然又最好的補償。

享受減重的血清素菜單原理

- 碳水化合物。為了維持血糖穩定和提升情緒,請食用糙米、五穀飯等複合醣質的食物,並限制攝取 25 公克以下的單醣類。
- 動物性蛋白質。請以魚類為主要攝取源。鯖魚的 DHA 相當豐富,有助於腦部發展;而血清素的主成分──色胺酸,則可以從鯡魚中取得;含有豐富維生素 B6 的鮭魚,則有助於提升腦部功能。
- 植物性蛋白質。請由大豆(黃豆)或豆腐中攝取。
- 能緩和血糖震盪現象的纖維質,一天需攝取 30 公克以上,洋蔥、紅蘿蔔、韭菜、小黃瓜、蕎麥、昆布、海帶、櫛瓜等都是很好的食物。
- 每天攝取 2 公升的水,以維持清淡的口味,以及最重要的就是細嚼慢嚥。

07 放慢**生活步調** **口味**也能趨緩

放慢生活步調,究竟與治療味覺中毒的駕馭味覺訓練有什麼關係?放慢生活步調,是以緩慢地咀嚼來恢復均衡味覺的重要支柱。依據我在診療室裡面的觀察,**生活的步調過快、環境競爭太過激烈,吃東西就會變得很急促。相反的,一面調節工作和生活平衡,一面實踐緩慢生活步調的人便能養成細嚼慢嚥的習慣。**

再加上人們對於食物的渴望,隨著壓力的嚴重程度而增強。緩慢生活能讓味覺成癮發生的速度趨緩,甚至達到減少口腹之慾的效果。

緩慢生活對於韓國人獨有的特性「快點快點文化」具有省思的意義。快點快點文化是從目標、行動、成就等各方面而來,甚至在減重的過程中也會出現。而最大的問題是,身體會以腎上腺素作為優先主義,腎上腺素遇到危機情況時雖

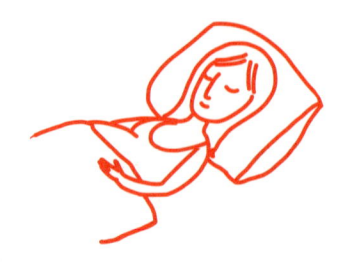

CHAPTER 4 維持味覺均衡之訓練

然非常有用，但如果長期在身體裡發揮作用，反而會對身體有害，因為人無法一直處在緊張的狀態，尤其是重視結果或喜歡與人比較的人，會受到無止境的競爭心理和鬥爭心態刺激，於是變得越來越急，成為「多血質」的症狀。為了補償這個情況，需要發揮腎上腺素或腎上腺皮質醇之類的壓力賀爾蒙機能，但效果有限。如果壓力賀爾蒙分泌過量，會讓體質極度酸化，就如同鏽蝕的鐵會讓整個機器壞掉。慢性的壓力賀爾蒙會讓身體無法好好運作，很可能導致如生鏽般生病的身體，而這就是因壓力而導致的身體故障。

現代人嚮往擁有如海格力士般的體力，也許在夢裡面是可行的。真正的力量，只有在充分的休息和餘裕中才有可能

獲得。我們總是捨不得讓身體空閒和獲得休息，取而代之的是企圖從食物中獲取身體的能量，並藉由短而強烈的成癮行為來補充精神上的能量。「快點快點」的壓力，是造成味覺中毒惡化的元兇。

過度的緊張只會帶來身體更嚴重的反撲。在治療味覺中毒期間，即使刻意，也必須留意別企圖讓自己活得太完美，而且每次都要留一些能量給自己。完美主義者很容易疲累，如果為了達到完美而埋頭苦幹，到後來反而會錯過一些其他更重要的事。

為了放慢生活步調，需要如鮭魚逆流而上的驅動力。現代人的生活比生理時鐘的步調還要更快。若想長久健康地生活，就需要具備能夠調節生活速度以及生理的碼表。如果無理地將過快的速度交給身心，無論到哪往往都會迷失自我。當你覺得自己開始心急時、內在的情緒開始沸騰翻攪時、很想沉溺於工作時，或是覺得正在失去重要的東西時，請務必勇敢地按下自己內心的那顆碼表。旅行、散步、運動和朋友講電話等，需留一些空閒來進行調整身體節奏、充實自我的事情。

那是能讓自己比其他人工作更久並且更能感受到幸福的秘訣。緩慢的生活步調才是讓身體僵化的人開始脫離味覺中毒的最佳武器。

CHAPTER 4　維持味覺均衡之訓練

緩慢生活訓練表

1. 工作越多，越要提早 10 分鐘下班。

2. 身體越疲累，越要早 10 分鐘睡覺。

3. 早上用 10 分鐘寫下當日的工作計畫。這 10 分鐘會幫助一天內省下 1 小時的工作時間。

4. 一感到和家人變得疏遠時，請增加 10 分鐘與配偶和家人聊天的時間。

5. 在這 10 分鐘之間，和家人、鄰居說「我愛你」並擁抱彼此。

6. 請割愛 10 分鐘，訓練自己完全不去思考任何與工作和時間相關的事。

7. 工作之餘花 10 分鐘看看窗外，或是到公司前面散步並凝視遠處。

8. 無論再怎麼疲累，睡前花 10 分鐘伸展或泡溫熱水澡來舒緩身體的緊繃。

08 將**正向慣性**移植到自己的**身體裡**

為了減肥而努力的人，有一半成功，一半失敗。失敗的那一半就是無法脫離味覺中毒的那些人，而成功的一半則是適當駕馭味覺的人。請注意，在失敗者當中過半數的人有運動的事實，因為不想管理嘴巴而選擇運動的人、超越身體負荷運動量的人、討厭運動但逼自己運動的人，出乎意料地都在減重失敗者的名單裡。

在減重的過程中為了消耗卡路里而將運動作為主要工具是行不通的。過度執著於運動而毀掉減重的人實在多到不能再多。運動消耗的熱量比進食攝取的熱量少很多。所以減重時一定要與運動並行，是為了增進肌肉的代謝效率，並實現健康減重原則，再加上運動才是淨化味覺中毒最集中又有價值的過程。

味覺中毒的負面慣性會讓體質變得潮濕，並且讓人變得不想動。味覺中毒與不運動的關係就像是齒輪間的契合，原本移動的物體之所以能夠持續移動，原因就在於物體的慣性作用。

CHAPTER 4　維持味覺均衡之訓練

　　所謂慣性，就是外在力量不作用的情況下，物體也會維持原本運動的方式移動。原本移動的物體會持續地移動，原本停在原地不動的物體會繼續停在原地，而若想讓原本靜止不動的物體重新開始移動，就需要某種程度以上的驅動力。

　　我們的身體裡也有所謂的慣性，一旦形成慣性就不容易被破除。有好的慣性，當然也就有壞的慣性。若想一次改變固有的慣性就需要努力，不是需要像重力之類的外力，而是矯正心理層面的決心，透過內在的努力來覺醒。

　　要打破烙印在身體中的慣性很困難，一旦維持成功的慣性就很容易固著化了。另一方面身體裡一旦形成良性慣性，要持續維持就很容易，而且不會因為一兩次失誤就被推翻。

　　尤其依據身體的慣性法則，原本會移動的身體會想要持續的移動，原本不動的身體會想繼續停留在原地不動的傾向相當顯著。在身體的慣性裡面，不愛動的身體和愛吃的行為是統一進行的機制。尤其不愛動的身體對於吃的執著度比愛動的身體要強許多，於是變得更加肥大，而其連鎖反應就是更加不愛動。負面的身體慣性傾向、味覺中毒、媒體中毒會彼此更強化彼此而不斷渲染。

　　為什麼負面的身體慣性起因於運動不足、過量進食和暴食？運動不足消耗的熱量變少，所以會變胖的道理可以理解，但為何變成要吃超過需求以上的食物？

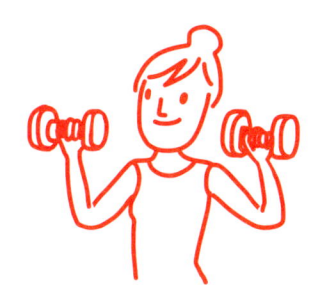

這個問題可以用「迴路共享理論」來做說明。意即這和電視中毒或網路中毒一樣，不需要動到身體的行為所帶來的滿足感，與碳水化合物或藥物中毒所傳達的迴路相同，若再加上強迫製造出來的身體慣性法則，也就是具有目的性的身體運動，例如過度投入運動反而會使負面的身體慣性更加惡化。

所以我總是對減重的人說：「如果你沒有享受運動的把握，那就別運動吧」。這不僅會對身體產生負面的慣性傾向，而且之後暴食或過量進食等補償行動的可能性非常高。

緩和負面身體慣性，最好的方式就是規律且持續的運動。這裡所說的運動是「適當的運動」，運動能夠影響並緩和身體的負面慣性，有效減少因味覺中毒而產生暴食之類的非正常行為。

巴西坎皮納斯大學的 Jose Carvalheira 博士，發現運動能將飽足感神經細胞的信號活性化，並增加胰島素的敏

感性及抑制食慾的賀爾蒙─瘦素。也就是說，適當的運動除了能夠加強燃燒熱量，還能調節飽足感的信號，抑制熱量攝取，並達到阻止體重增加的效果。

既然如此，什麼樣的運動更能有效幫助克制食慾？有一項研究指出，有氧運動比無氧運動更有增加瘦素的效果，所以更能有效抑制食慾，尤其在空氣清新的戶外或森林裡健走運動對於抑制食慾最有幫助。

人體中構築的正向慣性能夠抑制貪食的理由，是基於終止思考的效果。即便是擔心很多的人，他們腦海中的不安如果存在就無法持續健走或跑步。健走或跑步能自然而然地讓大腦放空，因此運動可以說是最好的思考終止訓練。

大腦中盤繞著複雜思緒就很容易阻斷去使用身體，所以在大多數運動的時候會消除那些負面能量和思緒。

運動之所以能消除過多的貪食，另一個理由是運動擁有正向情緒的生產能力。適當的運動能引發愉快的情緒並降低壓力，因為運動本身就是多巴胺的生成要素之一。導致肥胖的機率是依據壓力型的過量進食來看的，尤其是身體不活動的人一整天都在家裡度過，要想抑制食慾就更難了。相反地，適當的運動能降低壓力，又能提升食慾自制力，有防止過量進食的可能性。

運動還能提升自尊心。運動對容易缺乏自信或成就感的肥胖者有提振的功能，自信或自尊心不足是減重修練過程中最大的絆腳石，而運動中獲得的愉悅及幸福的經驗會讓味覺中毒者產生各種正向的心理變化，再進一步為減重帶來幫助。

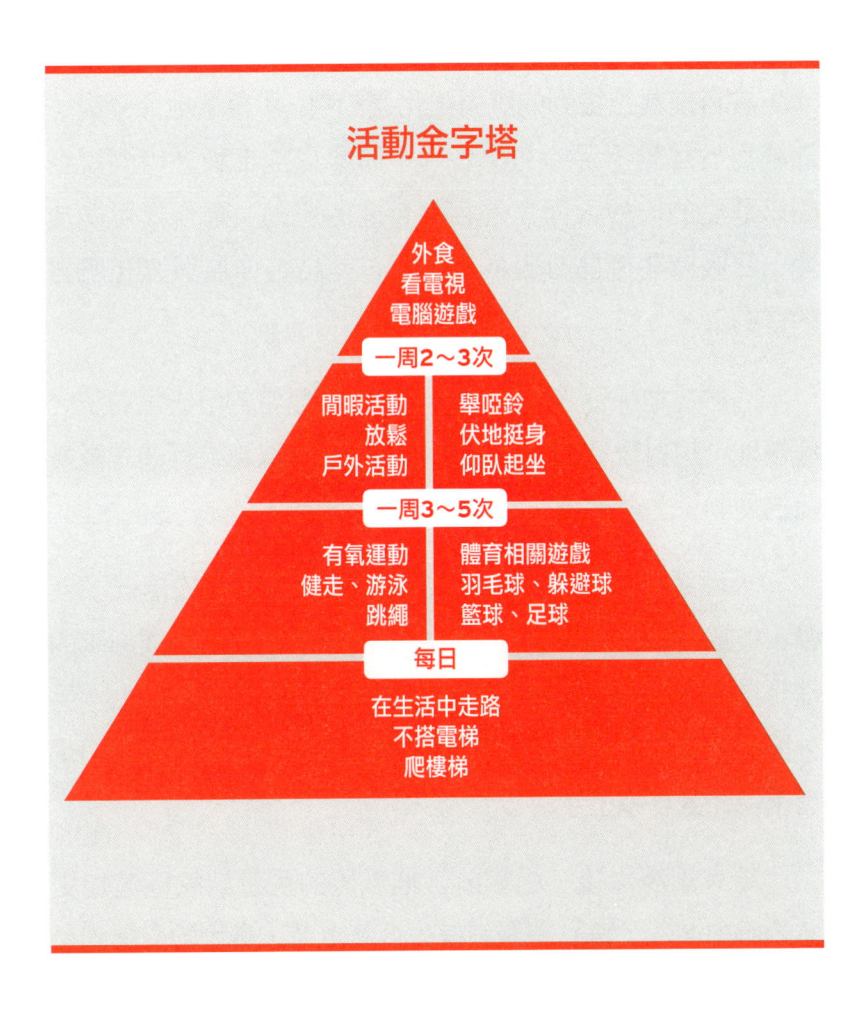

活動金字塔

外食
看電視
電腦遊戲

一周2～3次

閒暇活動
放鬆
戶外活動

舉啞鈴
伏地挺身
仰臥起坐

一周3～5次

有氧運動
健走、游泳
跳繩

體育相關遊戲
羽毛球、躲避球
籃球、足球

每日

在生活中走路
不搭電梯
爬樓梯

CHAPTER 4　維持味覺均衡之訓練

將身體慣性轉為正向的改善方法 1. 慢步調訓練

減重本來就有很大的壓力，而且把運動當成壓力的人也不少，究竟有沒有連那樣的人也能樂在其中，而且能持續進行的運動方法？為此我找到日本石井教授研發的一種緩慢訓練，那就是「緩慢地、深呼吸」訓練。

在目前為止提到的肌力強化運動中，「緩緩地深呼吸」訓練對於運動不足的初學者或平時難以空出額外時間或空間來運動的一般人而言是相當合適的運動。動作盡可能放慢，呼吸時明確區分吸氣和吐氣，是結合伸展與強化肌力的運動法。

「緩緩地深呼吸」訓練是利用身體錯覺的肌肉鍛鍊法。緩慢地、相對較低負荷的運動會讓肌肉誤以為進行的是高負荷的運動，並藉此讓血液緩慢流動的原理。

「緩緩地深呼吸」訓練會讓肌肉在不休息的情況下活動，並達到低血流的狀態。低血流的狀態是增加肌肉細胞的理想環境。休息時，身體會為了製造更強的肌肉而努力。另外因為是低負荷的運動，所以不會造成關節的負擔，對初學者來說尤其容易上手。

結束訓練之後，相較於其他激烈的重量訓練能增加更多的肌肉。為了達到緩慢訓練的低氧負荷，最大的原則就是

「緩慢」。透過緩慢訓練而鍛鍊出的肌肉，會轉變為厭氧性，並成為善於消耗熱量的肌肉。

這個訓練的原則是察覺呼吸，並緩慢進行動作。暖身並進行完第一組動作之後，需一併進行伸展。動作緩慢、確實呼吸，並察覺想要鍛鍊的肌肉。

在每組運動之間休息約 1 分鐘，強度則設定在不造成痛覺的底線，但是要感覺到稍微有點累。一般來說一組動作大約 5 分鐘，進行約 3 組左右就需要進行一次伸展來做結尾，但是因為屬於肌力運動，一周內請不要進行超過兩次以上。

「緩緩地深呼吸」訓練，可以運用於仰臥起坐、跪膝伏地挺身、伏地挺身、舉啞鈴等各式各樣的領域。

將身體慣性轉為正向的改善方法 2. 一天一萬步

在減重學裡面，一天一萬步是一項非常重要的概念，這跟強迫自己一天在跑步機上跑十公里是完全不同的概念。很多人相信一天撥出 2～3 小時在跑步機上燃燒熱量的行為是正確的，但是從持續性和效率性的角度來看是一個相當冒險的方法。

從那樣的層面來看，我奉勸各位將一天一萬步作為運動的基準。一天一萬步相較於燃燒熱量的手段而言更能找到身

CHAPTER 4　維持味覺均衡之訓練

心的平衡，是一項如試金石般的概念。運動能消除腦中的雜念，並提供脫離貪食的自制力。身體在一天中走超過一萬步以上便能維持均衡。一萬步的健康學對於平時無法規律運動的人來說，是為了健康而須遵守的最低底線。

根據調查，韓國家庭主婦平均每日 2000 步，辦公室上班族每天走 3000 步以下，這是足以危害健康的極少步數。如果不是什麼特殊的職業，對於韓國人來說一天要走一萬步以上事實是一件困難的事。

所以必須將運動生活化，為此請盡量避免自行開車和搭計程車。對各位來說需要的是最新型的 BMW，Bus（公車）、Metro（地鐵）、Walk（走路），實踐 365 天的「BMW365」。 走路比起坐著的時候更能刺激腦部。發想創意的其中一個方法就是散步。比起大腦糾結地坐在電腦前面，到屋頂或鄰近的街道輕鬆地散步反而是獲得靈感的好方法。想要同時兼顧心靈的餘裕、思考的深度、健康的身體，**就請務必實踐 BMW365。**

確認「我真的有確實地活動嗎?」的實踐日記

請於每周確認一次下列的事項,找找看是否有不足或需要改善的地方。請記住,認知雖然是影響行動的重要因素,但反覆的行動才能改變一生。

Q1. BMW365的實踐率有多少?請試著計算看看,個人的總移動距離中,BMW所佔的距離有多少。假設一天的移動距離是50公里,若其中35公里是以BMW來移動的,那麼實踐率就是75%。

Q2. 是否已經決定喜歡的運動項目?若已決定,請具體寫下這段時間實踐了哪些。

Q3. 一周內是否進行3次30分鐘以上的有氧運動?請試著將上周的實踐項目具體寫出來。

Q4. 一周內是否進行了2次20分鐘以上的個人緩慢訓練?請試著將上周的實踐項目具體寫出來。

Q5. 在家看電視或使用網路的時間縮短了多少?請詳細寫出相較於平時的使用時間究竟縮短了多少。

CHAPTER 4　維持味覺均衡之訓練

Q6.　在減重期間有多常去旅行？請具體列出旅行時的經驗和感受。

Q7.　平時有多常找尋可以散步的公園？請寫下上一週內執行的戶外活動總清單。

Q8.　在家有好好實踐伸展？請具體寫出在什麼時候、有多常進行什麼樣的伸展。

Q9.　為了增加身體活動，是否有特別做其他個人的努力？如果有的話，請詳細地寫下有哪些。

Q10.　是否有充分的睡眠？一天通常都睡大約幾小時？請具體寫下關於睡眠習慣的改變。

09 別人給的食物
都是**多餘**的

不久前，尹美紹小姐經歷了悽慘的減肥失敗。尹小姐在減重期間總是只吃一半的份量，看到只盛一半飯量的時候，雖然無法不想到只能吃一點點，可是每當體重減輕就能從中獲得安慰。

減到想要的體重之後，尹小姐在這段期間內辛苦壓抑的貪食本能就爆發了。「為什麼我總是只能吃一半？」的被害意識早已強勢地在她的腦海中占據位置。

我問她平時算不算吃很多的類型，她回答「並不是」，而且比其他人吃的量都還要少，這很明顯從一開始就已經出錯了。本來已經吃得比別人少，又在減肥當中吃的更少，難怪會覺得很委屈，而且心裡一直覺得到目前為止的減重都是平順的。

CHAPTER 4　維持味覺均衡之訓練

　　為她做營養評量以後，發現吃的量比同齡人稍多，只是她認為自己吃的比較少。因為尹小姐在減重的過程中，比起培養味覺駕馭的能力，她累積的是更多的欲求不滿足。

　　若說味覺矯正訓練背後撐腰的核心哲學，就是「比想像中吃得還要多」。如果腦海中不植入這樣的想法，在味覺矯正的期間就會覺得所有的食物都是自己的，於是就難以脫離不幸或匱乏的憂鬱想法。

　　要將「自己比想像中吃的多」的感受具體化的行動策略，就是在「大碗裡面盛少量」。在大碗裡面盛少少的量吃是一項相當有挑戰性的課題。所以只有先通過用小碗吃飯考驗的人才可以用「大碗裡面盛少量」的方法。

　　因為即便吃相同的量，如果填滿碗的份量較少，就會需要克服「沒有好好吃飯」的心理空虛。在吃飽之前的適當感覺，我稱之為「良善的飽足感」，良善的飽足感和吃撐的感覺完全不同，是稍微一點點飽的感覺。

　　但為何不是「有點餓餓的」吃，而是「不太飽」的吃？當然，在短時間的減重時期需要「有點餓餓的」吃，但是在減重期以外的狀況，只要吃得「不太飽」，就能維持身體的最佳健康狀態。

　　把肚子撐之前就將筷子放下的習慣當作是生活信念。一

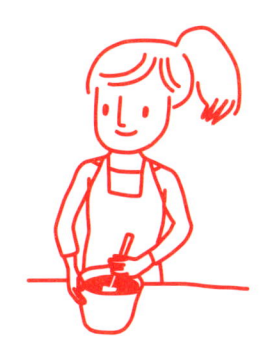

開始很難,雖然心之所向可以決定行為,但有時候行動也會決定心念。在肚子飽的信號到來之前,將筷子放下的次數增加越多,腦胃的統御能力也會跟著變強。

　　減重者們在日常中會碰到的問題是「究竟要盛多少、吃到什麼樣的程度」、「我明明就已經吃比較少了,為何還是沒有變瘦」或「我覺得我吃很多啊,卻變瘦了,真奇怪」等等相反的身體反應。

　　但是在醫院做了營養評量之後,大部分的人還是攝取了比身體需求量還要更多的食量,大多是立足於「我至少要吃到這個程度才不會損害健康」的自我標準,是因為對繼續減少食量有排斥感的關係。可想而知,這種人減重的速度不是非常慢,就是會失敗。

CHAPTER 4　維持味覺均衡之訓練

關於食物攝取的適量基準並非取決於料理書上面所寫的公式化卡路里，適當量的基準就是自己的身體。肥大的腰圍究竟縮小了沒、減重的速度是否恰當、是不是能夠一邊充分滿足慾望一邊享受空腹的感覺，這些反而才是觀察自我狀態和感受的基準。

2007年有一項以Condrasky等美國廚師為對象的有趣研究，他們問300名廚師提供給客人的食量是否適切，有76％的廚師回答「我們提供適當量的食物（We serve regular portions）」，但事實上有90％的廚師提供超過美國的每日建議攝取量。就連人們認為應該最了解自己料理食物熱量的專業廚師，也錯誤判斷食物的卡路里並提供超過適當量的食物，這就是「廚師善意的錯誤」。

對關愛那些喜歡吃自己做的食物的人，而無意識地提供超過需求的食物，結果導致攝取者們吃太多，在供給者無心的情形下而增加了變胖的可能性。**所以請練習所有的外食都必須要留下30％以上不要吃完，這與「正常大小飯碗中少盛一些飯的進食訓練」是相同的道理。**

在正常大小的碗裡盛少量吃的訓練

- 請自行決定要稍稍提高強度或降低。也就是說盛的飯量由碗的一半開始，然後再決定是否要先比一半多加一些，每次再減少約 10% 左右，直到維持半碗。

- 盡可能慢慢地吃。是否能填滿心理上的空虛，由決定待在餐桌前多久來決定。盡可能延長吃的時間，並忘卻吃得比以前少。

- 吃飯之前看著盛較少的飯，告訴自己正在變健康變苗條。只盛了 80% 碗飯的人，請將這句話烙印在腦海中。

- 將筷子放下後，請大聲說出「我吃飽了」。

- 在餐前一定要將皮帶繫緊，如果吃到肚子有被擠壓的感覺，就請立刻放下筷子。

CHAPTER 4　維持味覺均衡之訓練

10　**每週一次**的一天一餐
　　徹底掌握**味覺主控權**

　　每周一次的一天一餐，雖然要小心和保守地實踐，但也不必抱持太大的期待或戒慎恐懼的保護它，畢竟不是未來要拿出來的傳家之寶。再次強調，這無法成為減重者一口氣解決所有問題的萬能法寶，但也不是別人亂學之後反而會受傷的流行減重法那樣必須迴避。

　　為了味覺駕馭力屬性的完整，我會建議斷食一日。但是有很多人覺得斷食一日非常的痛苦，所以我提議可以用稍微輕鬆一點的心情，反覆進行每周一次的一天一餐訓練。

　　藉由一天一餐，不但能減少熱量攝取，還能培養對大多數食物保持超然心態的生活習慣。透過一天一餐，身體會自然適應較少的進食次數，如此一來就能喚醒潛藏體內深處的飲食控管能力。

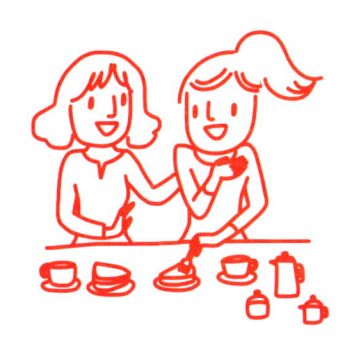

事實上,飲食控管能力並不僅是單純的意志力,而是刻印在遺傳因子上的代謝體系。要是對進食的沒有控管能力或體內沒有抑制食慾的賀爾蒙,人類就會因為肚子撐破而死亡,或變成數百公斤的極度肥胖者。在韓國社會裡面,有強制扭曲這種生物學的個體系統,以及攪亂並助長這種貪食文化結構的堅固性。

一天一餐能挑戰被貪食攻擊得千瘡百孔的身體系統。但是,一天一餐在減重用途上有如下的缺點。「調整用餐次數」與一直以來人類構築的生理時鐘不一致,再加上如果不進食,身體會為了保護生存把累積來的能量極度釋放,並且轉換為盡可能不使用身體的非常狀態。必須每天吃三餐,才有可能正向地提升減重的成功機率。

CHAPTER 4　維持味覺均衡之訓練

　　以生存學來說，人類如果錯過了原本生理時鐘上規律的用餐時間就會轉為不使用能量的節約狀態，就如同熊在冬眠時，身體的基礎代謝量也會最小化是一樣的道理。所以大部分的人如果斷食，基礎代謝量就會下降，並因為下降的基礎代謝量而變成更容易胖的體質。

　　再加上習慣斷食的身體會形成較低的基準點，因此用餐時進入身體的熱量很容易造成盈餘而囤積。**一天三餐的節食減重原則是「在固定的時間內、用固定的速度來訓練生理時鐘」、「三餐都吃一定的量，讓身體的基準點標準化」、「吃得均衡讓身體的營養素維持在均衡的數值」、「在餐與餐之間的空腹時段喝 2 公升的水來消毒味覺」等。**

　　前面所說的一天一餐，適合作為改善減重的效率以及增強食物控管能力的方法之一。一週訂定一日來實施一天一餐的計畫。選定一天一餐較好的時機是為了在下次用餐前不會因為空虛感而導致超過需求量。即便在饑餓的狀態必須要讓身體怡然自得、毫無排斥感地接受，一天一餐才能完全擔任好角色。

　　每個禮拜一次的一天一餐，必須與「在固定的時間內、用固定的速度來訓練生理時鐘」、「在餐與餐之間的空腹時段喝 2 公升的水來消毒味覺」等同時並行。一天一餐的那一頓飯所攝取的食量，最好和平時吃的量差不多才行，只要自然地當作是每天那樣吃的一餐就可以了。

結語
味覺原本不是邪惡的

其實不需要在一開始就畏懼我們的味覺。剛出生的時候，味覺並不是那麼邪惡的存在。但不知從哪個時刻開始，味覺就變得像小時候在巷弄裡遇見的孩子王，存在一對到眼還會緊張到心臟怦怦跳的恐怖感。

味覺很委屈，因為已經徹底的被成見和誤會烙印在負面記憶中。但其實我以前見過的大多數孩子王並非真正的壞孩子或欺負其他人的惡棍，有時候他們只是藉由自己的力量來誇示地位，但其實是為了維持巷弄裡的秩序實踐和平，如果有其他鄰里的小孩欺負自己鄰里的小孩，他們也會施以懲處，存在中立且帥氣的形象。

對於減重者來說，味覺之所以變成了令人畏懼的角色，是因為他們不曾在未中毒的味覺中生活過。每個人身上其實都有自然治癒味覺的能力，再加上我們帶著能夠調節體重的平衡感覺出生。味覺中毒矯正並非藉由意志力來扛起這場孤獨又辛苦的戰爭。身體裡原本就具備懂得看著辦的體重調節內部裝置以及修復中毒之味覺的自然味覺。

結語

　　矯正了味覺，不但會變瘦，就連藏在身體裡的健康生理能力也會重新活絡起來，並打造出能一輩子對抗老化與疾病的強壯身軀。

　　所以味覺矯正是一項沒有任何副作用或危險性的安全減肥法，如果能完全熟悉本書所提及的所有過程，不僅會具備優越的減重能力，還能獲得與眾不同的健康體質。況且，不過度執著於「瘦身的技術」，就會和其他的減重者不同。

　　各位讀者們透過本書，便能一輩子從此跳脫對於變胖的恐懼感，再加上內容也提供了引導減重者心理層面的解決方法，同時也是心理減重。因為身體和心靈是非常密切相關的，尤其是韓國人的心理問題很快就會轉為壓力型的疾病。肥胖的情況也一樣，因壓力性的暴食或因壓力而導致中毒的情況相當多。

　　味覺矯正能著眼於減重者的情緒管理能力或維持平常心，能養成以應對方法來制壓情緒動搖的自我約束力。

　　找尋健康味覺的味覺矯正減重法是世界性的潮流。相較於現在依賴西洋或日本的藥或不自然的減重技術，培養自然治癒能力的自然主義減重正受人矚目。有部分國家的自然主義減重專案是以政府的角度施行，甚至提供支援，因為這不僅效果顯著，從花費的層面來看也相當理想。

所以味覺矯正減重，可以說是提升個人生活的品質及內在滿足感的方案。減重以後，不會伴隨虛脫感和憂鬱症。大部分實踐減重的人，在減重期間都會非常鬱卒且無精打采，因為他們認為減重是件苦差事，或者令人害怕的事情。

　　試著把味覺矯正想成發現自我的過程。希望你能透過發現自己，脫離因肥胖而經歷的不自在和難受，回到原本帥氣的、該有的樣貌，以這樣正向的改變過程而提升自我。這整自我發現的過程對於減重實踐者來說，能提供強大的自信心及滿足感，並幫助自己維持安穩的心情。請以本書的內容做為根據，改變味覺的人們會連人生也向前大躍進一步，變成精彩的經驗。

朴民秀

健康養生 Healthy Living 001

TASTE DIET

減肥，從味覺開始！

韓國最新流行味覺矯正瘦身法
讓你吃的健康不復胖

作　　者	朴敏洙
譯　　者	邱曼瑄
責任編輯	梁淑玲
封面設計	視界形象設計
內頁設計	葛雲
社　　長	郭重興
發行人兼出版總監	曾大福
出 版 者	幸福文化
發　　行	遠足文化事業股份有限公司
地　　址	231 新北市新店區民權路 108-2 號 9 樓
電　　話	（02）2218-1417
傳　　真	（02）2218-8057
郵撥帳號	19504465
戶　　名	遠足文化事業股份有限公司
印　　刷	通南彩色印刷有限公司
電　　話	（02）2221-3532
法律顧問	華洋國際專利商標事務所 蘇文生律師
初版一刷	2017 年 6 月
定　　價	350 元

미각 교정 다이어트

Copyright　Park Minsu, 2014
All Rights Reserved.
This Complex Chinese characters edition was
published by Happiness Cultural, a Division of
WALKERS CULTURAL ENTERPRISE LTD. in 201X by
arrangement with Maekyung Publishing Inc.
through Imprima Korea & LEE's Literary Agency

有著作權 侵犯必究

※ 本書如有缺頁、破損、裝訂錯誤，請寄回更換

國家圖書館出版品預行編目 (CIP) 資料

減肥，從味覺開始！：韓國最新流行味覺矯
正瘦身法，讓你吃的健康不復胖 / 朴敏洙著；
-- 初版 .-- 新北市：幸福文化出版：
遠足文化發行，2017.06
面；公分 .-- (健康養生區 Healthy Living ; 1)
ISBN 978-986-94174-6-4 (平裝)

1. 減重 2. 健康飲食

411.94　　　　　　　　　　106007560

廣告回信
臺灣北區郵政管理局登記證
第 1 4 4 3 7 號
請直接投郵，郵資由本公司負擔

讀者回函

23141
新北市新店區民權路108-4號8樓
遠足文化事業股份有限公司　收

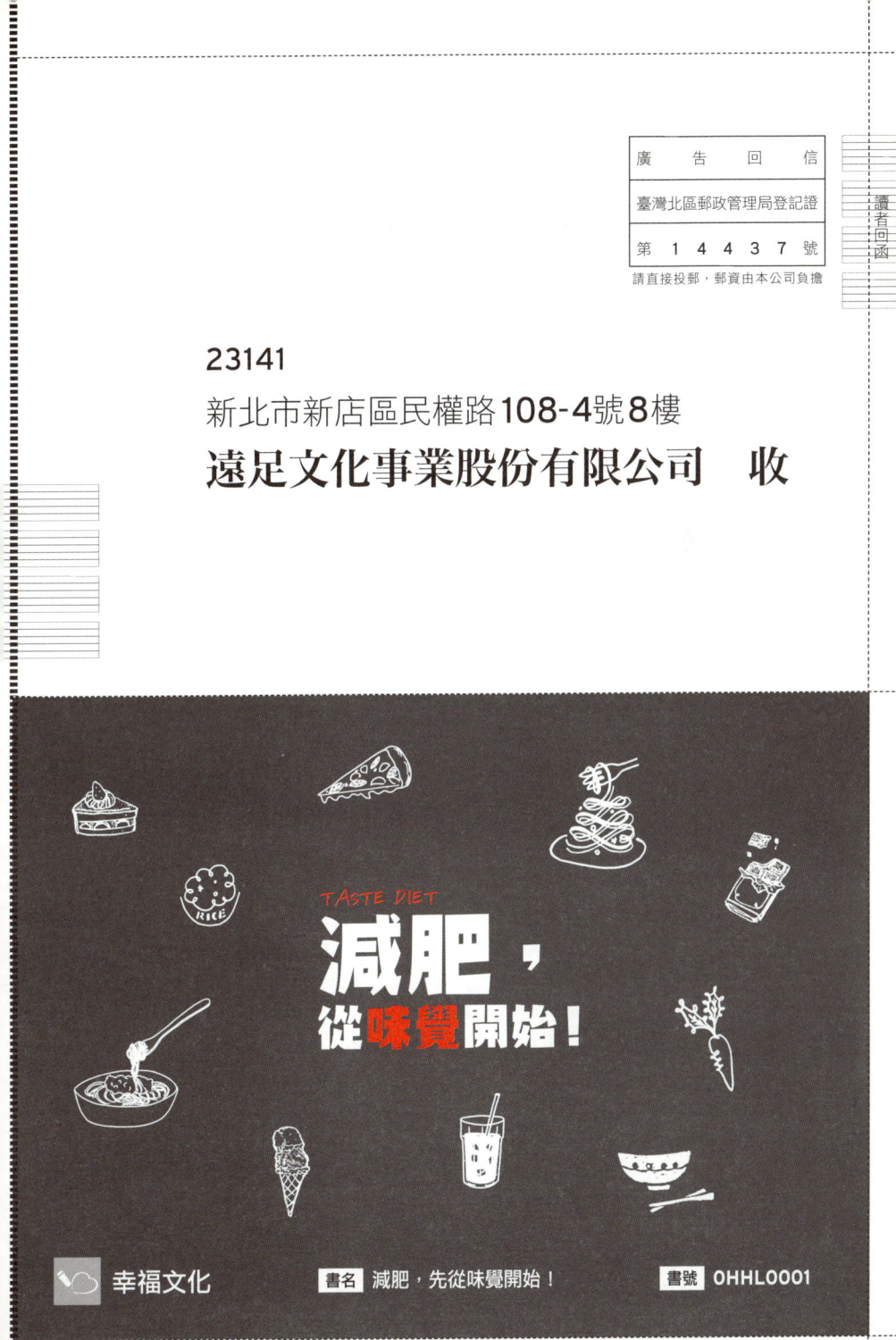

幸福文化

書名　減肥，先從味覺開始！

書號　0HHL0001

TASTE DIET
減肥，
從味覺開始！

讀者回函卡

感謝您購買本公司出版的書籍,您的建議就是幸福文化前進的原動力。請撥冗填寫此卡,我們將不定期提供您最新的出版訊息與優惠活動。您的支持與鼓勵,將使我們更加努力製作出更好的作品。

讀者資料

● 姓名:＿＿＿＿＿ ● 性別:□男 □女 ● 出生年月日:民國＿＿年＿＿月＿＿日
● E-mail:＿＿＿＿＿＿＿＿＿＿＿＿＿＿＿＿＿＿＿＿＿＿＿＿＿＿＿＿＿＿
● 地址:□□□□□＿＿＿＿＿＿＿＿＿＿＿＿＿＿＿＿＿＿＿＿＿＿＿＿＿
● 電話:＿＿＿＿＿＿＿＿ 手機:＿＿＿＿＿＿＿＿ 傳真:＿＿＿＿＿＿＿
● 職業:□學生□生產、製造□金融、商業□傳播、廣告□軍人、公務□教育、文化□旅遊、運輸□醫療、保健□仲介、服務□自由、家管□其他

購書資料

1. 您如何購買本書?□一般書店(　　縣市　　書店)
   □網路書店(　　書店)□量販店　□郵購　□其他
2. 您從何處知道本書?□一般書店　□網路書店(　　書店)　□量販店
   □報紙　□廣播　□電視　□朋友推薦　□其他
3. 您通常以何種方式購書(可複選)?□逛書店　□逛量販店　□網路　□郵購
   □信用卡傳真　□其他
4. 您購買本書的原因?□喜歡作者　□對內容感興趣　□工作需要　□其他
5. 您對本書的評價:(請填代號 1.非常滿意 2.滿意 3.尚可 4.待改進)
   □定價　□內容　□版面編排　□印刷　□整體評價
6. 您的閱讀習慣:□生活風格　□休閒旅遊　□健康醫療　□美容造型　□兩性
   □文史哲　□藝術　□百科　□圖鑑　□其他
7. 您最喜歡哪一類的飲食書:□食譜　□飲食文學　□美食導覽　□圖鑑
   □百科　□其他
8. 您對本書或本公司的建議:
   ＿＿＿＿＿＿＿＿＿＿＿＿＿＿＿＿＿＿＿＿＿＿＿＿＿＿＿＿＿＿＿＿＿＿
   ＿＿＿＿＿＿＿＿＿＿＿＿＿＿＿＿＿＿＿＿＿＿＿＿＿＿＿＿＿＿＿＿＿＿
   ＿＿＿＿＿＿＿＿＿＿＿＿＿＿＿＿＿＿＿＿＿＿＿＿＿＿＿＿＿＿＿＿＿＿